北京中医药大学针灸推拿学专业实训教材系列

中医气功实训教程

主编 魏玉龙

中国中医药出版社

· 北 京 ·

图书在版编目（CIP）数据

中医气功实训教程/魏玉龙主编 . —北京：中国中医药出版社，2014.10（2022.8 重印）

ISBN 978 - 7 - 5132 - 2032 - 3

Ⅰ . ①中… Ⅱ . ①魏… Ⅲ . ①气功学 - 中医学院 - 教材 Ⅳ . ①R214

中国版本图书馆 CIP 数据核字（2014）第 214635 号

中 国 中 医 药 出 版 社 出 版

北京经济技术开发区科创十三街31号院二区8号楼

邮政编码 100176

传真 010-64405721

三河市同力彩印有限公司印刷

各地新华书店经销

*

开本 787 × 1092 1/16 印张 13.25 字数 287 千字

2014 年 10 月第 1 版 2022 年 8 月第 5 次印刷

书 号 ISBN 978 - 7 - 5132 - 2032 - 3

*

定价 39.00 元

网址 www.cptcm.com

《中医气功实训教程》

编　委　会

主　审　　刘天君

主　编　　魏玉龙

副主编　　陶晓雁　李玉环

编　委　　（按照姓氏笔画排序）

	曲　平	刘　峰	李玉环	吴晓云
	张海波	张　彪	陈昌乐	周正坤
	胡庆川	郭建红	陶晓雁	葛　鹏
	翟向阳	潘明君	燕美荣	魏玉龙

拍　摄　　张　彪　潘明君

示　范　　周正坤　曲　平

前　言

　　远古及今，气功经数千载的历史。就其诞生，乃至功法层出，无不将实践操作发挥得淋漓尽致。作为一种亲身实践的操作技能，气功也是一门功夫，单纯靠说教是没有实际意义的，关键在于自身坚持不懈、刻苦地训练。但气功训练并不是只凭蛮劲就能掌握，还需要把握其训练的内涵和实质。气功训练归根结底是围绕"松"和"静"两个方面下工夫，也就是说，放松和入静是进入到气功状态的标准和要求，也是进入"三调合一"气功境界的良好基础。所以功法实训要从放松、入静着手，同时也要在训练中以此为核心，不断调整训练的内容和方法，使身与心均能够做到松静有度。

　　本书以全国中医药行业高等教育"十二五"规划教材《中医气功学》（第九版）为蓝本，结合课堂教学与实践教学的实际，以实践训练为主旨，以实用性和可操作性为原则，详细列出每个功法调身、调息、调心及"三调合一"的操作要点。为了读者和学生能够掌握其细节，在调身部分辅以图示，图文并茂；调息与调心部分依据循序渐进的原则和实训多从调身入手的实际，在调身的操作步骤后分步安排调息、调心的内容，一方面便于读者逐步领会和掌握，另一方面使实训有一个从身形到呼吸、心神调整的次第性训练过渡，避免出现偏差。同时，针对每个功法或功节的训练特点，本书给出了操作强度，以供训练时参考，帮助其合理安排训练的强度，保证训练的数量、质量和效果。此外，"三调"属于气功训练的内容，而"三调合一"则形成气功的境界，所以针对每套功法或每节功法的实际，本书的另一特色是将"三调合一"操作列于"三调"的操作之后，以利于实训者分别或逐步掌握"三调"的操作后向"三调合一"的气功境界精进，这部分内容可提供指导性的帮助。

　　本书分为总论和各论两个部分。总论部分主要介绍气功的训练要领与注意事项、练功反应与偏差预防，旨在训练之初使实训者对气功训练有基础性的认识，正确对待气功训练时的反应，预防练功偏差的出现，达到安全、科学、合理的练功要求。各论部分首先介绍气功"三调"的基本操作，一方面是为后面的各章功法提供基本的操作内容，另一方面是为减少重复，有引领以后各章的作用。随后的各章是按照站桩功、放松功、五行掌、八段锦、五禽戏、易筋经、保健功和二十四式太极拳的顺序安排。这是因为站桩功是所有功法的基础，放松功能够帮助训练者放松，二者是实训的开端，而其他功法既蕴含了中医养生保健的理论，又属成套功法，列于其后，以便实训。此外，保健功与二十四式太极拳以其简便易学的特点作为自学训练的内容，列于本书最后两章。本书适合教学和所有学习气功者使用。

　　本书受教育部人文社会科学研究项目（11YJC190027）的资助，并被纳入北京中医药大学针灸推拿学专业的实训教材体系，受到了中国中医药出版社、北京中医药大学各级领导的鼎力支持。同时，北京中医药大学刘天君教授在百忙之中对本书给予了全面审阅，并提出了很多宝贵的建议和要求，在此一并表示由衷的感谢。作为第一本以气功实训功法为内容的教材，在此次编写工作中，编者们虽已全力以赴，但不足之处在所难免，恳切希望广大师生、同仁在使用过程中给予批评指正，提出宝贵意见。

《中医气功实训教程》编委会

2014 年 9 月

目　录

总　论

各 论

总　论

气功的训练不同于其他传统技能的训练，这与气功是以三调（调身、调息、调心）为操作内容，对自身实现自我调节、自我控制的过程，旨在对自我的身心进行调节和控制有关，可以说，气功训练不单纯是一种群体行为，确切说是个体对自我的调整与控制，主观性更为明显，所以认真掌握训练的要领和注意事项等，对提高训练的水平和质量，减少主观因素造成的偏倚和偏差的几率，有非常重要的作用和意义。

同时，由于这种训练的特殊性，训练当中机体、心理不可避免会出现一些不同于日常生活状态的、特殊的反应和效应，如何合理、有效地处理这些问题，对训练者而言，也非常重要。如果训练者没有按照要求掌握练功要领，或者过度地执著于练功的某方面的感受，或者没有有效把握训练内容，等等，可能会诱发一些严重的练功偏差，所以，需要训练者能够先期了解，做到预防为先，防治兼顾，以减少或消除练功偏差对身心造成的不利影响。

鉴于本书以实训为主，并结合以上问题，实训功法开始训练之前，本部分将先介绍训练要领与注意事项、练功反应与偏差预防两个方面，供训练者学习掌握。

第一章　训练要领与注意事项

一、训练要领

（一）松静自然

松静自然是一条对练功者心、息和身进行训练的综合要求，需要在练功中贯彻始终，属气功训练的最基本的要领和原则。

松即是放松，是与紧张对立的，就是俗话说的"不用力"，包括外在的形（躯体）和内在的神与息两个方面的放松。外在的放松主要是躯体骨骼肌的放松。不论何种功法，对姿势动作都有一定的要求，姿势动作的保持必须有一定数量的骨骼肌群处于紧张状态，显然这和练功要求放松是矛盾的，但此矛盾必须统一起来，那就是要在保持规定姿势动作的前提下，使各部骨骼肌达到最大程度的放松。这种要求开始不易做到，通过一段时间训练后，是会渐渐达到放松的。内在的放松是对精神意识、思维情绪和呼吸的放松，这比外在的放松更难做到。因为气功训练是在意识的主动调控下完成的，如意守、存想等训练的内容，意识的调控本身即诱发大脑处于一种特定的兴奋状态，与内在要求放松相矛盾，所以内在的放松是合理使用意识中的内容，通过调控某种特定意念活动的强度，以消解紊乱的精神意识、思维情绪状态，而达到心神放松，即"一念代万念"。

静即是入静，是与嘈杂对立的，也包含内、外两个方面的内容，外静是要选择安静舒适的练功环境，内静则是要求不要把不稳定的情绪因素带进训练，同时将思维活动调节至相对单一化的状态，即杂念相对减少，甚至无杂念，精神意识、思维情绪安静平和。前者是练功的基础，后者是练功的目的。入静程度的深浅，直接反映着练功的质量高低，关系到练功的效果，是练功者必须下工夫之处。

练功过程中，不论外在的立、坐、卧、行的身体操作，还是内在的呼吸和心理操作，都应做到符合自身实际条件的要求，不要过度追求所谓完美、符合标准，因为气功的训练始终是以训练者自身主观感觉的舒适程度为标准的。如调息时，呼与吸均不可勉强用力操作，在顺乎自然呼吸的情况下，逐渐向慢、细、匀、长的呼吸状态过渡；调身时，姿势动作要柔和、轻缓，操作一定要符合自身躯体的条件限制，不可做作；调心时，意念活动不要强迫自己放松、入静或过度集中于某一点，而是根据实际情况，逐渐调动意识积极主动的感知觉效应，达到放松入静的状态，做到似有似无，似守非守，切莫将调心的心理操作变成杂念。

松与静的关系密不可分，只有内在和外在最大限度的放松，才能有更好的入静。入静之后，也必然呈现内在和外在同步的放松。所以两者是相辅相成、相互促进的，也是在顺应自然条件的基础上完成的。

（二）上虚下实

这里的虚和实与中医八纲辨证的虚实截然不同。上虚下实，即意不过胸，是一种意念引导气血下行，丹田充实的练功体会。所谓上虚，是指上元（脐水平以上）轻虚；下实则指下元（小腹内部）充实。上虚下实即老子《道德经》所云"虚其胸，实其腹"，是练功的基本要求之一。练功时，身体的重心要放在脐下，才会觉得整个身体稳如泰山，舒适自然；气贯丹田，可使下元真气得到充实，人体生机和抵抗力得到全面加强；意守下丹田实现意念不过胸，引气归元，充实下元。有资料表明，人的意识集中部位的血液循环量可以增加30%左右，皮温也明显上升。这也是充实下元的具体体现。

练功要求的虚实与八纲辨证的虚实概念虽然不同，但通过气功锻炼确实可以有效地纠正病理的虚实。如患者有头疼脑涨、耳鸣眩晕、头重脚轻、行路不稳等症状，辨证属上实下虚证，多属肾阴不足或肝阳上亢，通过意、气、形的调整，达到气功要求的上虚下实，可引气归元，使下元充实，固护肝肾，以纠正上实下虚之证。

（三）火候适中

所谓火，是指意念，候是指强度，火候是指练功中用力和用意的强度。练功中，根据意念的强弱，将火分为用意较强的武火和用意较弱的文火。二者在应用时，有分别又有联系，古人主张"似守非守"即是此意。操作文、武之火是专门对治杂念的，杂念多意念就要强些，用武火以"似守"；杂念弱意念也要弱，用文火以"非守"。练功初期意守强度不宜太弱，这样有助于排除杂念，但要以头不胀不痛、精神放松为度。在此基础上，随着练功时间的加长可逐渐减小其强度，而达到"若有若无"的程度。每次练功时的意守强度也不能千篇一律，如果这次练功杂念较多，意守强度可适当加大；杂念很少，则可减弱意守强度。

练功中火候不足难以收到练功效果，火候太过，必然招致身疲、胸闷、头痛、头胀的出现，严重者会出偏差。关键是要掌握适度，三调都需要意念的介入，姿势操作要求做到放松自然，舒适得力，切忌肌肉紧张和勉强掌握某种姿势动作，更要避免松懈无力，应在基本达到练功要求的前提下，使全身各部最大限度地放松；呼吸的掌握要逐渐达到深长细缓，勉强用力或刻意控制都是火候太过的表现；心理操作要困难得多，意守强度太小，杂念常较繁多，丹田就难以守住，而意守强度偏大，虽然杂念可以减少，但易招致头痛头胀、精神紧张等不适症状的出现。所以，火候的把握犹如"烹小鲜"，不可太过亦不可太弱。

另外，练功时间也要适当，每天练功时间太短，难能奏效；每天练功时间过久，也会给身体带来不适或疲劳。合适的练功时间是：如作为保健，治未病，每日不少于 1 小时；如作为治病，治已病，每日应不少于 3 小时。练功时不勉强，全身无不适，练功后头脑清晰，精神愉快，此为火候适中。

（四）意气合一

意和气是气功锻炼的两个关键环节，两者属共生、互助的相生关系。所谓意气合一，就是以意领气和以气随意的统一，不偏重于任何一方面。以意领气即是以意念引导内气运转，意先而气后，如内气尚不足时，以意领气则会意气分离，火炎于上，水泛于下，气弱无力而随意走窜，不归于经。以气随意即是内气随意念而动，气先而意后，如只培固一味内气，而不驾驭气血如环无端周而复始流转于经脉，则意念怠惰，气血拥趸，郁阻于经。因此，过度偏重以意领气或以气随意的任何一方面，都会造成意、气的分离，是引起气功偏差的主要原因之一。

故为了调整好呼吸和排除杂念再到练意练气，意气必须密切配合，古人称之为"心息相依"。通过意识与内在气机的协调，使心理与身体达到有机地结合。意气合一的实现，提示训练者的功夫深入了一步，是进入气功境界很重要的标志。

（五）练养相兼

练养相兼，是指练功和合理休息、饮食调养等的相互结合。练功固然重要，但只一味追求练功，不注意合理休养，势必影响练功的效果。两者必须相辅相成，密切结合，才能相得益彰。合理休养包括以下内容：诸如劳逸结合，生活规律，起居有常，饮食有节，合理营养，思想豁达，情绪乐观，适当运动，充足睡眠，等等。实践和临床中，有人气功练得很好，收效也很顺利，但因一次情绪波动而使好转的病情又重新加重；胃肠病人因一餐饮食摄取不当，几天或十几天病情都不稳定，结果也妨碍了练功的顺利进行。由此看来，练功过程中，密切配合休养是取得功效和疗效的重要环节之一，切不可忽视。

（六）循序渐进

循序渐进是气功修炼由次第进展的客观规律，只能拾级而上，不会一步登天，必须长期坚持不懈。气功操作方法虽然简单，但要练得纯熟，达到气功三调合一的境界，是要通过一段时间的认真锻炼才能逐步达到的，所谓工夫，就是花得起时间和精力，坚持不懈地训练。因此不能急于求成，不要设想在几天之内就能运用自如，必须由简到繁，循序渐进，逐步掌握全套方法。

练功的过程要有"只顾攀登，莫问山高"的精神，不能急于求成。功效的获得，都是由小到大，由微至著，随着练功时间的进程而逐步显现出来的。此外，由于练功者体质、病情和掌握练功方法、进入气功境界的程度不同，获得疗效的时间也长短不一。如有的人练了10天以后，功效明显，病情改善，体力增强；而有的人要到1个月甚至3个月以后才能出现；还有的人练了相当长的时间，效果也不明显；另有的人初练功时效果明显，过后效果减弱。无论收效与否或收效大小，均要善于分析与总结，去伪存真，扬长避短，以坚定信心，耐心训练。

气功是技能性知识，要在实践中学习，经过长期扎实地摸索，才能学有所成。古人所谓"功练千遍，其效自见"即是此意。如果练练停停，三天打鱼，两天晒网；或者朝三暮四，见异思迁，盲目改换功法；或者异想天开，追求所谓的神功异术，那么，再好的天赋也练不成功夫，收不到防病治病的效果。

二、注意事项

（一）练功时间

1. 次数与时间

练功时间的长短和练功次数的多少，是依客观和主观的条件决定的，练功者体质强、年龄小、病情轻可多练，反之则少练。通常应循序渐进，逐日增加练功的次数和时间，逐渐增加锻炼的难度。但这绝非越多越好，一般练功时间每次可从 10 分钟至 20 分钟，渐渐增加到 40 分钟乃至 60 分钟。总的原则是：练功后能够感到精神愉快，肌肉略感酸胀但又不是太疲劳，这就说明练功量适度。对病人一定要注意严格控制功量，绝不可勉强。

2. 时辰选择

古人将一昼夜分成子、丑、寅、卯、辰、巳、午、未、申、酉、戌、亥 12 个时辰。每个时辰相当于现在的 2 小时，如子时为 23 点 ~ 1 点；寅时为 3 点 ~ 5 点。中医学认为，人体十二条经络的气血循行在一昼夜的十二个时辰中，各有极盛和极衰的时候，这就是指导针灸临床的"子午流注"学说。"子午流注"的理论认为，人体气血行于经络通达四肢百骸，其循行随时间（年、月、日、时、分）的不同，在人体的特定部位（尤其穴位）上显现出周期性的开阖盛衰的规律。而在其对应开启时练功、针灸、用药、按摩等，均会收到更显著的效果。

按"子午流注"的规律，十二经脉兴旺当令的时辰是：

胆经——子时（23 点 ~ 1 点）　　　肝经——丑时（1 点 ~ 3 点）

肺经——寅时（3 点 ~ 5 点）　　　　大肠经——卯时（5 点 ~ 7 点）

胃经——辰时（7 点 ~ 9 点）　　　　脾经——巳时（9 点 ~ 11 点）

心经——午时（11 点 ~ 13 点）　　　小肠经——未时（13 点 ~ 15 点）

膀胱经——申时（15 点 ~ 17 点）　　肾经——酉时（17 点 ~ 19 点）

心包经——戌时（19 点 ~ 21 点）　　三焦经——亥时（21 点 ~ 23 点）

多数学者认为，选择 3 点 ~ 5 点的寅时练功最好。因为肺经旺于寅时，肺主一身之气，所以自古至今都把寅时视为练功的黄金时刻。如《黄帝内经》中就有"肾有久痛者，可以寅时面向南，净神不乱思，闭气不息七遍……饵舌下津令无数"的记载。现代医学证明，激素的分泌有明显的周期性。如肾上腺皮质激素的分泌，在清晨睡醒前达到高峰，这个时刻正是肺经旺盛的时刻，即寅时（3 点 ~ 5 点）。由于肾上腺皮质的分泌使血液中皮质醇的含量增多，使肝糖原被迅速动员分解，以满足剧烈运动的需要，因此早上进行锻炼很有益处。白天交感神经紧张性强，易释放能量进行活动。夜间，副交感神经处于紧张状态，易积蓄能量，故寅时锻炼，能有效地发挥体力，不易疲劳。

当然，练功的时辰选择可以根据训练者的需要，按照需要调节的脏腑、经络等结合自身情况，选择适合自己的时辰训练，也不一定过于拘泥。

（二）练功方向

古今气功家练功时也要求一定的方向性。这是由于物质也与地磁有密切的关系。人和其他生物也不例外。人们发现鸽子能从陌生的远方飞回与地磁有关；将老鼠置于磁屏蔽环境中，寿命显著缩短，而在强磁场中可延长寿命 6 天。所以，选择适宜的练功方向，有利于地球磁场对人体正向作用。根据人体绝大部分经络是纵向分布的规律，站位或坐位训练，应面向南方较好；卧式训练，头脚顺应南北方向为好。

（三）练功前准备

1. 环境选择：宜选择整洁、幽静的环境。不论室内、室外，均宜光线柔和，空气流通，但应避免在风口练功，注意保暖，防感风寒。一般而言，在依山傍水的树林边练功最佳，但勿临近夹竹桃等释放有毒气体的植物。

2. 辅助设备：选择练功设施时应注意床、椅、铺、垫的高低、硬软要适宜，材料以木质或蒲制为佳。

3. 思想准备：稳定自己的情绪，抛开一切烦恼之事，做好练功的思想准备，以保证气功锻炼不受情绪等心理活动的干扰。

4. 着装舒适：应适当着装，练功的衣服宜宽松合体，色泽柔和，布料柔软；摘除帽子、眼镜、手表等附属物。

5. 过饥过饱不宜练功。练功前可饮适量温开水，有助于气血运行。练功前排空大、小便，练功中也不可久忍二便，否则可引起腹胀不适等症状，影响入静。

6. 开始练功前，要做一些松解关节经络的活动，或先行自我拍打按摩，以利气血运行。如有较明显的局部疼痛不适等症状影响练功，可采取一些治疗措施缓解之，再开始练功。

（四）练功中的注意事项

1. 练功时，不要有明显的情绪波动，要按照要领操作，平心静气。

2. 要以三调的操作基本要领为原则，但也要根据自身的身心条件，调整到能够适应为度，切忌过度追求动作姿势、呼吸、意念的操作规范，达到所谓完美，应该循序渐进，顺其自然。

3. 在身心放松的情况下，如仍有身体的局部不舒适，可以轻微调整动作或姿势，以不影响整体训练标准为宜。

4. 训练静功时，如出现特殊的感觉，属正常的反应或效应，不要去过度体验和追求，而应该按照训练要领操作，不为所动，达到如如不动，心念如一的心理状态。过度体验或追求气功态的感觉或动作等特殊效应或反应，是引发幻觉、幻感，造成入魔的主要原因，出现这些感觉，要做到它幻它的，你练你的，不要理会，见怪不怪，其怪自败。

5. 外界的影响，如外部突发的剧烈声音刺激，不要紧张，就当无事一般，可以按原来姿势继续练习，如果不能平静就要慢慢收功，当情绪恢复平静后再开始训练。

（五）练功后的养护

1. 认真做好收功。不同的功法有不同的收功方式，如无特定要求，可按此法收功：无论意守何处，均将意守转移到丹田；可意想身体各部气息缓缓集中于丹田，逐渐恢复自然呼吸；再做一些自我保健按摩，并慢慢睁开眼睛。

2. 若练静功，收功后可稍做肢体活动；若练动功，收功后再做几次深呼吸，静息片刻，再开始其他活动。

3. 练功后不可冷水洗浴、洗手，如有汗出，宜毛巾擦干，或洗热水浴。这是因为人在练功时，大量的血液流向肌肉、皮肤，受到冷的刺激后，皮肤肌肉中的血管骤然收缩，回心血流量突然增加，易加重心脏负担。练功后，也不能立即喝冷水，吃冷饮，以免引起胃肠血管的突然收缩，导致肠胃功能紊乱，引起腹痛、腹泻。

另外，妇女经、孕、产期，不要练意守丹田、腹式呼吸和活动量过大的功法。练功治病的患者，尤其慢性病患者，应节制或停止房事。暴风雨和雷鸣闪电天气，禁止练功。患传染病及道德行为不良者，不应参加集体练功。

第二章 练功反应与偏差预防

一、练功反应

（一）正常反应

练功到一定时间时，可出现某些练功所特有的效应。一般只要正确地领会练功要领，遵守注意事项，循序渐进地锻炼，所出现的效应基本属正常。古人有"八触""十六触"之说，《童蒙止观》中记载的动触有"痛、痒、冷、暖、轻、重、涩、滑"等8种感觉，亦称"八触"，又有"掉（动摇）、猗（修长）、冷、热、浮、沉、软、坚"等八触之说，合计称"十六触"。注意这里的"八触"或"十六触"，其中的"八"或"十六"是修辞手法，只是"多"的意思，并不是只限于八或十六。实际上，练功过程中出现的感觉远远超过这些。练功的反应虽然很多，但常见的正常效应有以下几种。

1. 腰骶、小腹及四肢发暖：意守"气海穴""关元穴"时小腹常有湿热感产生；意守"命门穴"时腰骶部常有湿热感出现，这种热感有时为"热气团"，有时以"热气弥漫样"的感觉出现，或是温水浸泡样的感觉。四肢温热感以手脚最明显。而且练功者感觉舒适但不能使之太过。若热甚时可配合长呼气或将意念活动稍作分散，热即可减轻。

2. 身出微汗：无论是练静功或动功，都可有微汗的现象，但不宜过多，应以"体透微汗"为度，忌大汗，汗后不可当风着凉。

3. 口水增多：可自然咽下，此属机体副交感神经兴奋性提高的表现，对入静很有帮助。

4. 胃肠蠕动加快，食欲增进：尤以意守"脐中""气海""关元"时更为明显。

5. 睡眠加深：练功后由于副交感神经的兴奋性反应，会提高睡眠质量。但练功入静与睡眠是有本质区别的，前者是意识的清醒状态，而后者属无意识状态，所以练功时不能睡眠，如有睡意应该收功后再睡觉。

6. 皮肤发痒：常见的如虫爬感，多是"气机"初步通达的一种体征。

7. 肌肉微动，骨节作响：这些现象与练功的功法和进度有关，与精气是否充足有关，一般认为这种现象是体内气血进一步旺盛和活跃的效应，在四肢远端，腰骶部或项背容易出现，但不必惊异，也不要去诱导和注意它。

8. 头脑清晰，精力充沛及各种轻松舒适的感觉。

这些效应，并非每个练功者都会全部出现，它们的出现是以练功者的内部条件为基础的（即人体在练功时所处的心理、生理的活动状态）。因此，没有出现反应时也不能急于诱导和追求；而在其出现后又不能过多注意和强化，否则就违反了练功"贵乎自然"的要求，严重者会导致以下的异常反应，甚至偏差。

（二）异常反应

在练功过程中，也可能由于心情急躁或练功不得要领出现某些异常效应。主要有：

1. 头昏、头沉、头胀、头紧、头痛：主要是由于练功时精神紧张，意念活动过重，意守过紧，自我强迫入静，同时考虑练功要求过多，顾此失彼，以致全身不能放松所引起的，去除以上原因即可消除不良反应，也可配合延长呼气帮助消除。

2. 呼吸气促、憋气、压气、气闷：主要由于过分注意呼吸、上体姿势未能放松、强行"停闭呼吸"或"腹式呼吸"，过急地追求深长呼吸，从而妨碍呼吸的自然进行而引起的，去除以上原因后可消除。

3. 气从小腹上冲感：练功过程中有时可能感到"气"从小腹上冲的感觉。多半是气沉不稳的缘故，气沉不稳又往往是由于意念活动不能稳定引起的。要消除及防止上述现象，首先要把意念活动稳定下来。即意守要稳而不要过紧，精神要放松而不能紧张，如果做不到这点，可采取对呼吸完全听其自然的办法。

4. 身体下沉感及两肩重压感：多半是由于从上往下放松，或过度以意领气下降时，意念活动过重，或意气结合的不自然、不协调引起的。下沉感，将意念活动放松些即可缓解，肩有重压感时可进行肩部放松的意念活动，或将肩部缓缓地旋转几次即可。有时下沉感，也是因为体内"气机"的变化而呈现的正常反应。

5. 口干喉痒：多由训练时意念太强，或情绪紧张等，致使交感神经兴奋性提高，可于练功前喝些温开水。

6. 心跳加快：多数是精神过于紧张，胸部没有很好放松，是呼吸不自然所致，消除上述原因，并暂时不注意呼吸锻炼，这种现象可消除。

7. 暂时失眠或昏沉欲睡：前者是由于练功后引起的精神过度兴奋，后者则是练功时过于疲劳所致。

此外，在练功时可能出现"身体动摇"的现象，若仅是感觉，形体未动，这说明是"气机"在发生变化，有的人也可能出现体动，但静功一般均不要求动，故可稍微睁眼，并自我默念"放松一些，免致身体动摇"，这种现象可逐渐消除。

特别需要注意，上述的异常效应并不是在每一个练功者身上都一定出现的，它只是在不符合练功要领的情况下锻炼时，才可能出现。因此，为了防止某些异常效应的出现，初学气功的人，关键是认真领会练功要领，遵守注意事项，以便能够更加主动地进行气功锻炼。

二、偏差防治

气功偏差俗称"走火入魔"，是指练功过程中，出现生理心理功能紊乱，思维情绪、行为举止失常，影响正常的生活和工作，且不能自行缓解的身心状态。此为气功指导人员必须认真对待和加以重视的问题。偏差的问题，首先是如何预防；其次，是如何加以纠正。气功偏差主要有内气不止、外动不已、走火、入魔4大偏差。

（一）出现偏差的原因和预防措施

1. 出现的原因

体质和病情不宜练静功的，勉强练功，会出偏差；没有名师指导，练功不得法的，会出偏差；练功过程中，受了重大刺激，会出偏差；急于求成，强求硬练，会出偏差；练功过程中，产生了一些幻觉，自己思想上产生了问题，找不到合理的解释，又在问题中纠缠不休，也会出偏差。

归结起来，气功偏差的形成原因大体可分为两类。一类是由于练功三调操作不当引起，即因调身、调息、调心的操作在认识、内容、强度、时间等方面出现问题而造成偏差。例如，如果对意守或存想的对象过于追求，强度过大，时间过长，可能出现幻觉。另一类是精神病高危人群学练气功出现的偏差，此类偏差的练功者本人曾患过精神疾病，或有人格缺陷，或有精神病家族史等，学练气功后出现了偏差症状。

严格说来，第一类偏差是货真价实的气功偏差，因为其偏差的原因是练功操作不当。而在第二类偏差中，气功修炼可能只是诱因，未必是根本的原因。临床上属于第二类的偏差较第一类多见。追查气功偏差患者的病史，有精神病史、精神病家族史者多见，即使并非如此者，大都病前即有内向、孤僻、敏感、思维缺乏逻辑性等分裂性人格的表现。这类人群即使不练气功，也可能因为其他因素而诱发精神病。

辨别这两类不同的气功偏差十分重要，因为二者的预后有较大差别。第一类气功偏差预后较好，经治疗大都可以完全康复。第二类气功偏差预后较差，难以治愈，且有可能演变为精神分裂等精神疾病。

2. 如何预防

偏差有大有小，有的易于纠正，有的难于纠正。预防为主，胜于事后纠正。如何预防，可分为两个方面：

从练功者本身来讲，要做到：待气功指导医师研究病情、体质和人格等，确定能否练功，以及如何练功后，再着手操作。练功过程中，整个生活情况、思想情况、练功情况，要让气功指导人员了解。尤其是出现了一些异常感觉和现象时，更应该及时和气功指导人员提出研究，切不可自作主张，盲目硬干。应该信任气功指导人员，把自己的各种怀疑，或是想试做那些听到和看到的其他练功方法，提出来和气功指导人员商议，并取得同意，切不可看到什么方法都想试一试，或去追求什么"高级功"。在练功中要掌握练功要领，对特殊感觉不追求、不留恋、不害怕。

从气功指导人员来讲，要做到：对不适宜练功的人，不进行气功指导。对自己还没有完全掌握的功法，不传教他人。对某类功法掌握不当，可能会出偏差，而自己没有措施加以预防或纠正的，切不可轻易传授。对练功中产生的感觉和某种情况，不要轻易加以赞赏和夸张，以避免练功者盲目追求。对练功者的实践，要多加分析，要避免教功中的主观主义、教条主义和经验主义。

（二）内气不止

1. 内气不止的表现

锻炼某些静功功法到一定阶段，感到有一股暖气（极个别是凉气），在体内经脉（尤其在任督二脉）流动运转，一般称此为内气。内气运转有一定的规律，但是内气是在体内运转，全凭主观感觉操作，其具体过程每个人的体会都有差异，对内气运转自如的把控能力也有差别，所以内气运转属正常训练的结果，但内气不止就属偏差。常见的内气不止的表现有以下几种：

（1）通过三关时，感觉暖气团到了夹脊或玉枕处就卡住了，长时间不上不下，难以忍受。

（2）有的感觉暖气团到了头部，一直盘旋，形成头部如裹重物、如戴金箍般的不适感，俗称"气冲头"。

（3）有的感觉暖气团好容易通过任督二脉，但这种流转的感觉，每当人一安静下来就会出现，使人无法摆脱。

（4）也有的感觉暖气团离开了任督路线，全身到处流窜，使人痛苦不堪。

（5）有的随着内气的运转，身体也随着不自主地摇动起来，可以从小摇动到大摇动，也有若干小时停不下去的，痛苦难忍。

以上内气不止的表现，可以终年累月消除不了。因此，对内气运转锻炼的指导，切不可掉以轻心，一定要把握意气相依的要领。

2. 内气不止的纠正

发生内气不止时，可采取下列纠正措施：首先，停止练功，消除紧张的思想情绪，保持意识外向。对于内气不止限于局部者，可以对局部进行拍打、自我按摩；对于内气在全身周流者，可以用全身拍打法。

气功指导人员使用的拍打法，其操作过程如下：

（1）准备姿势

被拍打者握紧双拳，左拳搭在右拳上，成如意状，拳与鼻高，拳鼻相距20cm，拳眼对双眼、两眼自拳上向前平视，身体稍下蹲，膝与脚尖齐，上身微前俯，松肩挺胸，塌腰，成骑马式。

（2）拍打法

气功指导人员依次为被拍打者拍打。

①拍肺俞：指导人员站在被拍打者背后，用手掌拍打其背部肺俞穴处3下。每拍下时，让其自鼻孔用力呼气1次。

②拍膏肓：指导人员用手掌拍打其背部膏肓穴处3下。每拍下时，让其自鼻孔用力呼气1次。

③拍命门：指导人员用手掌横拍其命门穴处3下。每拍下时，让其自鼻孔用力呼气1次。

④拍督脉经：指导人员两手掌同时从其两肩，沿督脉经横拍下至尾闾，再拍回至两肩。

⑤拍膀胱经：指导人员两手掌从其两肩，沿足太阳膀胱经，分开拍至臀部，再拍回两肩。

⑥拍胆经：指导人员两手掌从其两肩，沿足少阳胆经，经两肋、两腰、大腿前面，拍至膝盖，再拍回至两肩。

对三经的拍打，开始时拍10~30下，以后可逐渐增加重量、次数，多拍几个循环。

（3）注意事项

①在拍打过程中，被拍打者如感到腿酸而不能支持时，可以站起来拍打。

②拍打完毕后，让被拍打者散步活动数分钟。

③手掌拍打轻重，视被拍打者的体力及耐受程度而定。

④两手掌在背部拍打上下来回时，拍打者的手腕要灵活，切忌单纯用蛮力。

（三）外动不已

气功锻炼过程中，尤其是做静功的时候，出现身体摇动的现象，一般称"外动"，也称为"震动""动象"。有些人初动时感到舒适，以后动得逐渐剧烈了，有的甚至不可控制，个别的发展到失去常态，形成严重偏差。

1. 外动的成因

练功中是否一定要动？对这个问题的看法是有分歧的。原中国道教协会会长陈撄宁在《静功疗养法问答》中指出："在古代许多专门修炼的书籍上，只讲静坐时身体内部震动，未曾提到身体外部运动。当时一般学静功者，自始至终，都以身体安稳不动为原则。假使中间有动手动脚的现象，其师必定说他是犯了原则性的错误，理应纠正。"可见，静功修炼是不主张外动的。

外动是好是坏，不能一概而论，但不能追求外动的效应。大多数有外动经历者，大都是先从某些书籍上或旁人口中知道，练功中可能产生某些现象和感觉，并且误认为这种现象是练功有效与否的标志；外动在医疗上是有一定疗效的，或者说外动对治病是无害的；自发运动能使人全身轻松愉快；等等。这些说法对练功者产生了极大诱导，更由于练功者有使疾病早日痊愈、身体早日健康的强烈愿望，追求功夫"境界"，故使客观影响与主观愿望相结合，促使练功者带着这种有"追求"的心理去练功，是产生外动的主要原因。

因为有所追求，所以经常期待外动的出现，大脑皮层的运动中枢，就不断受到这一期待的刺激，一旦安静练功，大部分皮层被抑制以后，这部分就自然地兴奋起来。这时练功者身体的某些部分，就会运动起来，而练功者自以为练功有了成效，就更把注意力集中到外动上去，于是大脑皮层运动中枢的兴奋性进一步加强，所以练功者出现外动并相应地增强，到一定程度后，就不能自行控制了。因此，外动不已是偏差。

2. 外动不已的纠正

外动不已使练功者终日不能安静下来，一旦静下来，这种不可控制的运动现象，就自发产生。这种情况一旦形成特殊的条件反射，就很难解除。有的经过一年半载的纠正，才逐渐有所消除，也有长期动而不已的。纠正外动不已主要措施如下：

（1）停止练功，消除紧张的思想情绪，保持思想意识向外。

（2）试做整体放松，以解除身体各部分肌肉的紧张。

（3）采用下按式站桩、两手手指用劲张开伸直，把全身紧张点诱集到两手指，以至指尖上，然后摇动手腕，抖动手指。

（4）在外动不已者操作下按式站桩时，气功指导人员如发现其外动不能自制时，可用突击法，即猛然击其背部，或猛击某一家具，大声喝令停止，有时也可收到效果。

（5）气功指导人员为外动不已者进行拍打，或轻轻按摩大椎、曲池、合谷、肩井等穴。

（6）采用针灸、推拿进行治疗。

（四）走火

火，就是练功中的用意，用意的强度又称为火候。所谓走火，一般就是指运用强烈的意念、急重的呼吸，"烹炼"不当所形成的偏差。

1. 走火的原因

古人对火候，有文火、武火之分。凡用微弱的意念、柔和的呼吸称文火；凡用强烈的意念、急重的呼吸叫做武火。武火有发动的作用，文火有温养的作用。这两者在练功中，在火候适度原则指导下，灵活辨证应用，针对杂念的多少交替运用。只知道猛练，只知道发动用武火，会出现"壮火"食气的现象，以致引起一系列阳亢于外的病理状况。"亢则害"，轻则气冲入胸腹引发胀痛，头胀重如箍，进而内气周身乱窜，或者外动不已，严重者出现癫狂躁越的行为异常，以致不可控制。

2. 走火的纠正

纠正走火，当以"火郁发之"为原则，在于熄火、退火、散火，具体措施如下：

（1）停止练静功，注意力转外向，观外景，以熄其火。

（2）采用六字诀，着重在嘘、呵、呬字诀，以清散郁火。

（3）多做搅海咽津操作，以滋阴降火。

（4）做某些动功，如太极拳、八卦操等，但不加调心、调息的内容。

（5）由气功指导人员行拍打法。

（6）采用针灸、推拿进行治疗。

（7）采用中西医结合治疗：用凉剂去其热、泻火剂去其火、镇静剂以安心定神等中西药物治疗。

（五）入魔

所谓魔，就是在练功过程中产生幻景，对幻景信以为真，而致神昏错乱，躁狂疯癫，甚至发展成为精神性疾病，就是入魔。幻景包含幻觉和妄想，其内容多较荒谬离奇。幻觉以幻听和幻视为多见，亦有幻触、幻嗅等。幻觉大部分为假性幻觉，且多与气功内容或宗教、迷信有关，大多不鲜明清晰。妄想有被控妄想、受害妄想、夸大妄想及罪恶妄想。其中以被控妄想为突出，如感到自己被气功师或特殊仪器控制或操纵等。此症患者大多数不承认自己有病，而认为是他人恶意加害于他。病人往往不愿意接受治疗而相信气功师。当练功者出现幻觉、妄想症状时应马上就医，以免延误病情。这是练功中最为严重的偏差，较为少见。

1. 入魔的情景

古人认为入魔的主要原因，是练已不纯。就是在杂念尚未完全清除的情况下，强制入静。而在入静过程中，这种杂念又反映出来，化为各种幻景。所以，幻景基本上是练功者平时看到的、想到的、听到的、期望的内容；也有部分幻景与练功者不纯正的思想意识、不正常的欲望有关联。

魔的情景，在明·伍守阳《天仙正理直论》中描述说："或见奇异，或闻奇异，或有可喜事物，或有可惧事物，或有可信事物，或有心生妄念……"《童蒙止观》中举了一些较为具体的例子说："作顺情境者，或作父母兄弟，诸佛形象端正，男女可爱之境，令人心着，作违情境者，或作虎狼、狮子、罗刹之列，种种可畏之像来怖行人；作非违非顺境者，则平常之事，乱动人心，令失禅定，故名为魔。或作种种好恶之音声，作种种香臭之气，作种种好恶之味，作种种苦乐境界，来触人身，皆是魔事。其相众多，今不具说。"可见，各种各样的幻景，都是没有物质基础的。

2. 正确对待魔景

入魔，即是对幻景信以为真而形成。对待的方法，就是逆而行之，置之不信、不理。《元始天尊四十九章修道经》说："不与群魔竞，来者自反戈。"丁灵阳说："一切境界，见前不得起心憎爱。"俞玉吾说："任他千变万化，一心不动，万邪自退。"明·万尚父在其笔记《听心斋客问》中也说："凡有所象，皆是虚妄，乃自己识神所化。心若不动，见如不见，自然消失，无境可魔也。"一句话"见怪不怪，其怪自败"是对付幻景的最好办法。

3. 入魔的纠正

纠正入魔可尝试使用下列方法。

（1）停止练功，用外部拍打法。理智清醒时，做心理疏导。

（2）采用针灸的醒神开窍方法治疗。

（3）如诊断为精神病者，采用精神病的对症处理。

（4）可参照清·张石顽《张氏医通》中提出的：入魔走火，用黄芪建中汤、天王补心丹，予以加减用药。

黄芪建中汤：黄芪、桂枝、白芍、甘草、生姜、大枣、饴糖。

天王补心丹：党参、玄参、丹参、茯苓、五味子、远志、桔梗、当归、天冬、麦冬、柏子仁、酸枣仁、生地黄。

各　论

　　气功训练是以三调为内容，最终达到三调合一的气功境界，因此，每种功法均是按照调身、调息、调心、三调合一操作要点和操作强度的顺序安排，以便于实际训练当中，有效地掌握和使用。本部分属实训的主要操作内容，所以首先将三调的基本操作置前，一方面作为实训的纲目，便于整体掌握，另一方面使后续的各章功法操作可以有所参照，避免重复。

第一章　三调的基本操作

第一节　调身操作

一、头颈部操作

　　1. 头置中立位，不可左右偏移，感觉头顶有一根线向上牵拉头颈部，以达虚灵顶劲之势（图 1 - 1 - 1）。

　　2. 下颌微微内收，颈项部胸锁乳突肌、斜方肌、竖脊肌等肌肉放松（图 1 - 1 - 2）。

　　3. 眼睑放松，两目轻闭，微露一线微光，目光平视或略微下视，目视鼻准（图 1 - 1 - 3）。

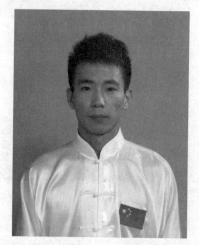

图1-1-1 调身图1

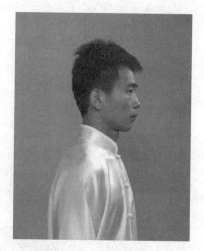

图1-1-2 调身图2

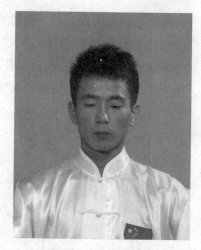

图1-1-3 调身图3

4. 两唇微闭，口角肌肉放松微翘，面带微笑，表情愉悦自然（图1-1-1）。

5. 上下牙齿微微闭合，舌肌放松，舌尖轻轻置于上齿后方的上腭。

二、上肢部操作

1. 沉肩，即肩关节周围肌肉放松，尤其三角肌放松，肩关节自然下垂（图1-1-4）。

2. 虚腋，即腋窝空虚，不可夹紧，如放了自己的一个拳头大小的棉球，既不被压缩，又不落下（图1-1-5）。

3. 坠肘，即肘关节微屈，不可挺直，放松到有一种下坠感（图1-1-6）。

4. 悬腕，即腕关节微屈，不可伸直，周围韧带等软组织放松（图1-1-7）。

5. 指屈，即五个手指自然弯曲，掌心微微内凹，如捧浮球（图1-1-7）。

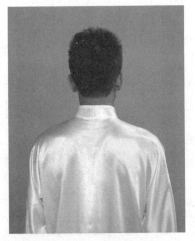

图 1-1-4　调身图 4

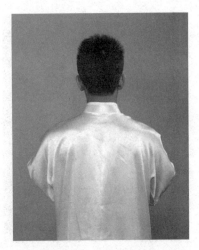

图 1-1-5　调身图 5

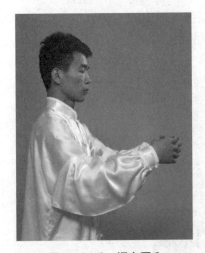

图 1-1-6　调身图 6

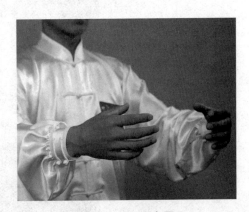

图 1-1-7　调身图 7

三、胸背部操作

1. 含胸，与挺胸相对立，即胸骨连接肋软骨微微向内用力（图 1-1-8）。

2. 拔背，与驼背相对立，含胸的同时，将胸椎向前上方提拉，与虚灵顶劲相配合（图 1-1-9）。

四、腰腹部操作

1. 收腹，微微用力向后上方收小腹，脐以上的腹部不可用力（图 1-1-9）。

2. 伸腰，在收小腹的同时，将腰骶椎向上提伸，使腰椎保持正常生理性前凸的曲度（图 1-1-9）。

3. 沉髋，髋关节下沉，犹如臀部下方有一高凳，沉着安稳下坐之状（图 1-1-10）。

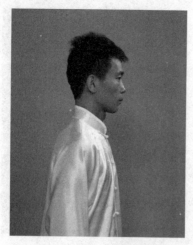 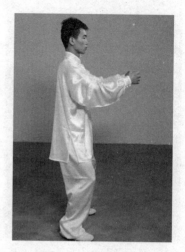

图 1 - 1 - 8　调身图 8　　　　　　图 1 - 1 - 9　调身图 9

4. 敛臀，臀部肌群微微用力向上回收，不可松弛（图 1 - 1 - 10）。

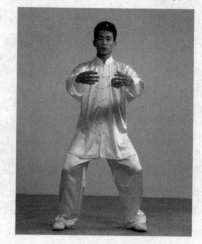

图 1 - 1 - 10　调身图 10

五、下肢部操作

1. 站式操作时，股四头肌与股三头肌协调放松，膝关节放松微屈（可根据站桩的要求调整角度），五个脚趾轻抓地面，足跟踏实，使脚心空虚，安稳着实（图 1 - 1 - 11）。

2. 坐式操作时，有三种操作方法：

（1）散盘：两腿交叉盘起，左压右或右压左均可。两足均安放于坐具上，可以分别压在对侧膝下（图 1 - 1 - 12）。

（2）单盘：将一条腿盘在另一条腿上，左压右或右压左可根据各人的习惯。此坐法只有一足与坐具相接触（图 1 - 1 - 13）。

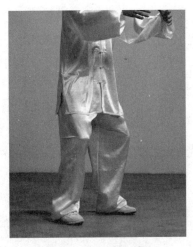

图 1 - 1 - 11 调身图 11

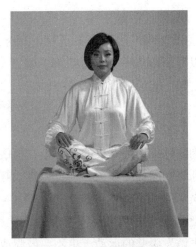

图 1 - 1 - 12 调身图 12

（3）双盘：先将左足或右足放在对侧大腿上，然后又将对侧的足搬上来，放在左侧或右侧大腿上，两足心均应朝天。如此，双盘坐法两足均不接触坐具（图 1 - 1 - 14）。

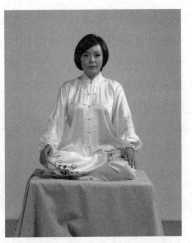

图 1 - 1 - 13 调身图 13

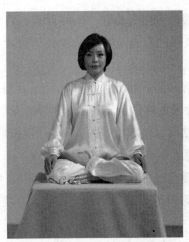

图 1 - 1 - 14 调身图 14

第二节 调息操作

一、胸式呼吸

1. 训练开始时，先采用生活状态的自然呼吸方法，每分钟呼吸 16 ~ 20 次，不需要用意识调控呼吸。

2. 当心情平稳后，可用意念感觉每一次呼或吸引起的胸廓起伏运动。

3. 再用意念感觉每次呼或吸的频率、幅度与深度，并逐渐使呼吸的频率减少，幅度下降，深度加深。

4. 经以上训练达到呼吸平稳，每分钟呼吸 10 次左右，已经感觉不到憋气、胸闷时，可以逐渐调整呼或吸的频率、幅度与深度，直到一进入练功状态，即可自如运用慢、细、匀、长的呼吸方法。

二、腹式呼吸

在胸式呼吸训练完成的基础上，再锻炼腹式呼吸，腹式呼吸是胸式呼吸的过渡和延伸，先训练顺腹式呼吸，再训练逆腹式呼吸。

1. 先采用胸式呼吸操作，待呼吸柔顺自如。

2. 随着每次呼吸过程，用意念感觉小腹部的腹前壁起落（注意：只是去感觉，千万不要去诱发腹壁的运动，更不要鼓腹或凹腹）。

3. 当意识随呼吸的气息出入，找到小腹的腹前壁后，使腹前壁的起与吸气协调一致，使腹前壁的落与呼气协调一致，反复操作（注意：意念只是让呼吸与腹前壁起落协调起来，不是用力鼓腹、凹腹，腹前壁的运动可能是很轻微的，操作者只要有此感觉即可）。

4. 腹前壁随吸而起，随呼而落，自然而发，不受限制（无腹前壁紧张的现象），顺腹式呼吸即已形成，如此操作一个阶段，直到一进入练功状态，即可操作顺腹式呼吸为度。

5. 待顺腹式呼吸的操作熟练后，意念引导腹前壁随吸气回收，随呼气隆起，寻找逆腹式呼吸的感觉，当找到这种感觉后，就不必去刻意运动腹前壁。

6. 然后，使腹前壁的起与呼气协调一致，使腹前壁的落与吸气协调一致，反复操作（注意：同3）。

7. 腹前壁随呼而起，随吸而落，自然而发，不受限制（无腹前壁紧张的现象），逆腹式呼吸即已形成，如此操作一个阶段，直到一进入练功状态，即可操作逆腹式呼吸为度。

三、停闭呼吸

停闭呼吸属配合胸式呼吸和腹式呼吸的方法，是意识对呼气或吸气时相延长的操作。具体方法很多，以下列举两种最常用的停闭呼吸方法。

1. 吸～停～呼，慢慢的地吸气，然后保持吸气的状态但没有气息的进入一段时间，5～10 秒钟之后再慢慢地呼气，如此反复操作。

2. 呼～停～吸，慢慢的地呼气，然后保持呼气的状态但没有气息的进入一段时间，5～10 秒钟之后再慢慢地吸气，如此反复操作。

四、提肛呼吸

发音提肛呼吸也属呼吸训练的辅助方法，一般在逆腹式呼吸时配合使用较有效果。

1. 吸气时，会阴部肌群向肛门部收缩，并向腹腔内方向微微用力（不可用强力、蛮力）收缩，直到吸气结束。

2. 呼气时，收缩的会阴部和肛门部肌群慢慢放松，直到呼气结束。

3. 反复操作以上方法，养成这种练功习惯，有助于提高练功质量和加强练功的内气效应。

第三节　调心操作

一、默念法

默念是指口不出声或口微微有声，用意识操作。默念法是通过默念良性的、单一性的数字或词句，简化和集中思维意识，以诱导放松入静的心理操作方法。

（一）默念数字法

1. 选择 1~3 个数字，如 1、2、3。尽量不要选择太复杂或太多数字，否则会造成默念时记忆性疲劳或紧张，反而不利于放松。

2. 呼吸平稳后，轻闭双目，默念"1"约 10 秒钟，再默念"2"约 10 秒钟，最后默念"3"约 10 秒钟，如此再从默念"1"开始，反复操作。

3. 配合停闭呼吸操作，默念"1"时，配合吸气（或呼气），默念"2"时停闭，默念"3"时，配合呼气（或吸气），反复操作。

（二）默念词句法

1. 选择有良性诱导的词语或主题句子（尽量短小精略），词语如"放松""安静""自然"等；主题句子如"我在夕阳的海滩上漫步"等。也可以根据自身的身体情况选择，如高血压者选择"血压平稳下降"、情绪紧张者选择"心情放松""心情愉悦"等。

2. 词语默念：以"放松"为例，轻闭双目，呼吸平稳后，默念"放"字约 10 秒钟，接着默念"松"字约 10 秒钟，反复操作 10 分钟左右。然后，在默念的同时，体会从上到下、从外到内，全身心放松的感觉。

3. 主题默念：以"我在夕阳的海滩上漫步"为例，轻闭双目，呼吸平稳后，默念"我在夕阳的海滩上漫步"语句，每个字之间延续 3 秒钟左右，反复默念 10 分钟左右。然后，意想夕阳映照海滩的情境，逐渐将自己融入到此场景中，感觉自己在夕阳辉映下，漫步于海滩，无拘无束，全身放松，心情平静惬意，操作 10 分钟左右。

4. 舒缓肢体，做 3 个深长息后，收回以上感觉或意想场景，恢复到生活状态。

二、意守法

（一）意守呼吸法

此处略，请参照调息操作的胸式呼吸、腹式呼吸即可。

（二）意守穴位法

1. 选择常用的保健穴位，如关元、气海、腰阳关、足三里、太溪、涌泉等，每次1～2个穴位，不宜太多。病人在做针灸、推拿时，可以根据医师操作，意守被操作的穴位，诱导感觉以提高刺激的效应和疗效。

2. 意念守护在选择的穴位（以关元穴为例）上，感觉关元穴区域慢慢发热，热感随着吸气进入小腹，随着呼气外散到小腹的腹壁，如此反复操作10～20分钟。

3. 舒缓肢体，做3个深长息后，收回以上感觉，恢复到生活状态。

（三）意守丹田法

1. 人体有上、中、下三个丹田。一般情况下，只选择下丹田，几乎不直接意守中、上两个丹田。即使一些功法需要意守中、上两个丹田，也必须是在意守下丹田的基础上进行操作。

2. 以下丹田为例，将感知觉放到小腹的内部（腹前壁与腰骶椎之间的空间），感觉到随着膈肌的上下运动，引起这个空间或松或紧，犹如小球在水中的跳动。

3. 当感觉到丹田的存在后，意念引导呼吸与之配合，吸气时丹田的空间变大，呼气时丹田的空间变小，如此反复操作10～20分钟，直至需要意守丹田时，小腹内部空间就会随呼吸变化。

4. 舒缓肢体，做3个深长息后，收回以上感觉，恢复到生活状态。

三、存想法

存想的对象不同于意守，要更加开放，不受现实生活的限制，可以是熟悉的情景、事物，也可以是所崇敬的偶像、虚拟的景象等。这里选择几个有代表性的存想方法，以便使用。

（一）存想贯气法

1. 选择好的练功环境，如公园、湖边等树木繁茂、空气质量较高的场所，调整好姿势或动作，并使呼吸平稳。

2. 意想周围大自然的清气冉冉升起，周围的浊气缓缓下沉，自身处于这种气机交变的环境中。

3. 随着吸气，意想将自然之清气从百会穴收纳，由头顶进入头部，向下到颈项部、胸部、腹部，一直贯入小腹部。

4. 随着呼气，意想将体内浊气，从口鼻、双手、双足排出体外，沉入地下。

5. 反复操作 3、4 内容 10 ~ 15 分钟。

6. 舒缓肢体，做 3 个深长息后，收回以上感觉，恢复到生活状态。

（二）存想温热法

《文始真经》曰："内想大水，久之觉寒；内想大火，久之觉热。"温热效应对机体的影响体现了阴阳的作用，所以可以根据自身的需求，选择"水"或"火"的意境，激发机体的寒热之变，达到助阳、滋阴之效。以下存想法，以"火热"为例，针对虚寒体质之人。

1. 意想周围有熊熊篝火，温暖的空气包绕在自己的身体周围，身体的寒冷被慢慢地烘烤。

2. 温暖的篝火散发的热量，透过皮肤渗透到肌肉、关节、韧带等机体组织，将这些组织的寒凉之气驱赶到体外。

3. 温暖的气息开始深透进自己的体腔，五脏六腑都受到温煦，体内的寒气被这温热的气流慢慢化解。

4. 丹田开始发热，这种热感与外来的温暖气流相融合，从内向外，将体内郁积的寒邪，从口鼻、四肢、九窍祛除体外。

5. 身心在这内外的温煦中，其乐融融，欣悦无比。

6. 反复操作 1 ~ 5 内容 10 ~ 15 分钟。

7. 舒缓肢体，做 3 个深长息后，收回以上感觉，恢复到生活状态。

（三）存想功景法

武术气功中意想功景，如易筋经和少林内功的推山、托天门、拉九牛等，以增加的意气力协调，可以提高练功的效能与质量。以下选择少林内功的"前推八匹马"的意境为例，以便操作使用。

1. 选择好相应的裆式，摆好姿势，调整呼吸平稳。

2. 意想有八匹马（如蒙古烈马）向自己奔驰而来，裹挟着尘土和砂石。

3. 运足丹田之力，缓缓上贯于两肩、两臂、两手掌，最后直贯于五指尖端。

4. 顶住八匹马的力头，机体的气力与之抗衡，直到势均力敌。

5. 保持这样抗衡之气力，坚持大约 10 秒钟。

6. 缓缓松力，收回双掌，调匀呼吸，反复操作 3 ~ 6 次。

7. 舒缓肢体，做 3 个深长息后，收回以上感觉，恢复到生活状态。

8. 其他各节，可参照 1 ~ 7 操作。

第四节　三调合一操作

一、合并法

合并法是将三调内容先分别操作至熟练，然后再逐步合而为一。

1. 按照调身的操作要点，选择 1～2 种适合自身的功法，训练调身的姿势或动作，熟练做到准确灵活，得心应手，应用自如。

2. 按照调息的操作要点，着重训练调息的胸式呼吸、腹式呼吸，熟练到呼吸慢、细、匀、长，平稳而不涩滞，绵绵不绝，甚至不需要意识调控。

3. 按照调心的操作要点，训练调心的某种操作方法，达到身体及精神两个方面能够同时放松与安静。

4. 通过意识的调控，将三者有机地协同起来，逐渐达到身、息、心的融合。

二、引申法

引申法是将三调中的任何一调操作至极致而引导出三调合一境界的方法。调身是三调的基础，调心是三调的核心，调息是三调的桥梁，所以，下面以调息为例示范引申法。

1. 选择适合自身的功法，尤其选择比较注重呼吸吐纳的功法 1 个。

2. 按照调息的操作要点，从胸式呼吸过渡到腹式呼吸，腹式呼吸形成后，重点训练逆腹式呼吸。

3. 当逆腹式呼吸训练到运用自如，配合小腹内部空间运动，不关心呼吸与腹前壁的关系，而是意念已经不再起主导作用，呼吸能够自由发展，即呼吸训练达到极致。

4. 在此情况下，因为意识与呼吸已经默契，稍加引导姿势或动作，就能完成与呼吸的配合，进入三调合一的境界。

第二章 站桩功

站桩功是传统的站式练功法，虽属武术气功的代表功法，但历代各家各派在进行身体素质、体能体质等基本功训练时，亦首选此功法。该功法属于筑基的基础功法，是气功的入门功夫，是实训必练的功夫。

站桩功的姿势各家流派虽多，但具代表性的有自然式、三圆式、伏虎式、少林剑指、探马式等。以其姿势强度和难度来分，可分高位、中位和低位三种站桩体位。高位站桩是站桩的架势较高，膝关节微屈约 160°，体能消耗量较小，适合于年老体弱者锻炼；中位站桩是介于高、低位之间的一种架势，膝关节夹角约 140°，体能消耗量适中，适合于一般体质较好者锻炼；低位站桩则架势低，膝关节夹角接近 90°，体能消耗量较大，适合于身体素质较好者或有练功经验者锻炼。

第一节 自然式站桩

一、调身操作要点

1. 以立正姿势做准备。身体保持自然直立，使机体放松，情绪平稳，呼吸自然。

2. 重心右移，左脚向左横跨一步，两脚平行，两脚间距与肩等宽或稍宽于肩（图 2-1-1）。

3. 膝关节微屈，两手垂于体侧，掌心向内，肘关节微屈（图 2-1-2）。

4. 十指分开，指间关节自然微屈，掌心稍微内凹，掌面距身体约 15cm（图 2-1-3）。

5. 双肩下沉，放松三角肌，两腋空虚，不可夹紧，大约有一拳的空间（图 2-1-4）。

6. 不可挺胸，胸向内含，以向内含胸的力量将背部脊柱向上拔伸（图 2-1-5）。

7. 顺势向后上方收小腹，以此力量使腰骶部向前上方竖起，髋关节放松、放稳（图 2-1-6）。

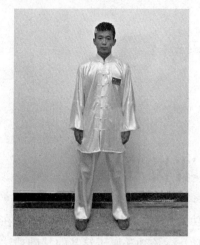

图2－1－1　自然式站桩图1

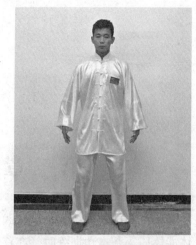

图2－1－2　自然式站桩图2

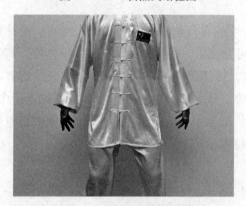

图2－1－3　自然式站桩图3

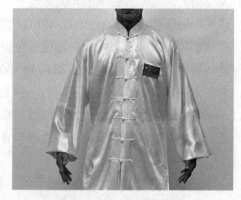

图2－1－4　自然式站桩图4

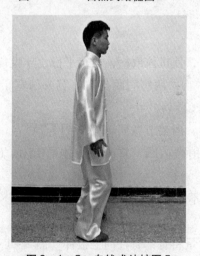

图2－1－5　自然式站桩图5

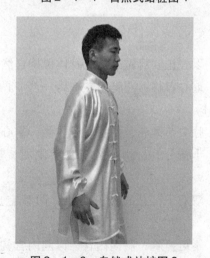

图2－1－6　自然式站桩图6

8. 头颈部肌肉放松，使目光平面与地面平行，感觉头顶有绳向上牵拉颈椎，下腭微微内收，两目微闭或凝视正前方较远处的某一目标，舌顶上腭，唇齿轻合，面带微笑（图2－1－1）。

二、调息操作要点

1. 开始练习站桩功时，先采用生活状态的自然呼吸，即意念不影响呼吸，训练 1 个月。一旦调身训练 8 个步骤能够一气呵成，站立安稳，身心放松后，再考虑进一步调整呼吸，逐渐加大呼吸的深度、幅度，向腹式呼吸法过渡。

2. 采用胸式呼吸。参照第一章调息的有关内容训练 1 个月。

3. 胸式呼吸训练 1 个月后，如感觉不憋气，呼吸自如，进一步采用顺腹式呼吸，参照第一章调息的有关内容训练 1 个半月。

4. 顺腹式呼吸训练 1 个半月后，如感觉不憋气，呼吸自如，进一步采用逆腹式呼吸，参照第一章调息的有关内容训练 1 个半月。

三、调心操作要点

1. 开始练习站桩功时，先采用三线放松法，参照第一章调心的有关内容，与调息的第 1 步结合，训练 1 个月。

2. 结合调息的第 2、3、4 步，采用意守呼吸法训练，参照第一章调心的有关内容，训练 3 个月。

3. 如果身体、呼吸和心理的调控方法，能够被应用自如，即可进入到三调合一的训练。

四、三调合一操作要点

自然式站桩训练 4 个月以后，可以从 8 个步骤调身入手，逐渐将息和心的训练引入，最后达到心身合一的境界。

五、操作强度

1. 每天训练不少于 2 次，不超过 3 次，开始的 4 周训练，每次训练 10～15 分钟；4 周后，每次训练 20～30 分钟；8 周后，每次训练不少于 30 分钟；之后，最多不超过 60 分钟。

2. 4 周为一个训练周期，一般训练不少于 3～5 个周期。

3. 对于健康成年人而言，第 1～2 个周期保持高位站桩姿势，第 3 个周期以后训练中位桩。病人或身体虚弱者，以训练高位桩为主。

4. 训练如无不良反应，可继续增加训练量；如有一些练功反应，但尚能坚持练功者，可维持原有的训练量；如反应强烈，影响正常生活、工作，或病情恶化者，则应暂时停止练功，查明原因后再决定是否继续练功。

第二节　三圆式站桩

一、调身操作要点

所谓三圆，即指足圆、臂圆、手圆。

1. 预备姿势：以自然式站桩为基础，具体参见自然式站桩操作要点。

2. 足内八字：两脚左右分开，与肩同宽，两足尖微向内扣，呈内"八"字形，五趾轻轻抓地。此为足圆（图2-2-1）。

3. 下盘似坐：双膝微屈，膝盖不超出足尖。腰部伸展，臀部似坐高凳。分为高、中、低三个体位训练（图2-2-2、2-2-3、2-2-4）。

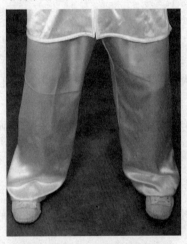

图2-2-1　三圆式站桩图1

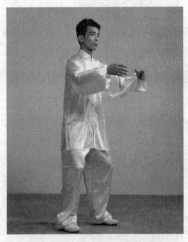

图2-2-2　三圆式站桩图2

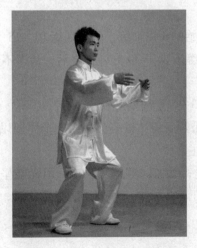

图2-2-3　三圆式站桩图3

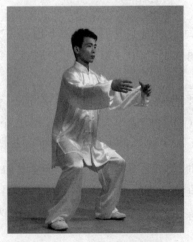

图2-2-4　三圆式站桩图4

4. 两臂抱圆：上身正直，含胸拔背，两臂环抱呈半圆形，如抱一圆气球，松肩、坠肘、虚腋。此为臂圆（图2-2-5）。

5. 两手抱球：两手与身体的距离不超过33cm，两手指相对，相距约30cm，五指分开，微屈，相邻手指间约一指距离。此为手圆（图2-2-6）。

6. 头面放松：头部正直，齿轻合、口稍张、舌微卷、颏内收。两目微闭或凝视正前方较远处的某一目标。面部含似笑非笑之意（图2-2-7）。

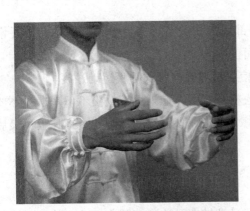

图2-2-5　三圆式站桩图5

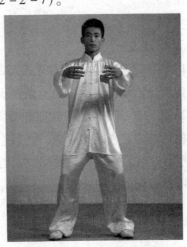

图2-2-6　三圆式站桩图6

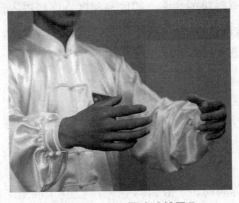

图2-2-7　三圆式站桩图7

二、调息操作要点

1. 训练之初，采用自然呼吸，逐渐加大呼吸的深度、幅度，逐渐减慢呼吸的频率，但应以不感到憋气为度。

2. 训练1个月后，可以过渡到顺腹式呼吸。即通过自然呼吸的锻炼，逐渐加以意识引导，在气息下降的同时，顺势加强腹部的起伏运动。其方法是：吸气时，轻轻用意念使腹肌放松，腹部自然隆起；呼气时，轻轻用意念使腹肌收缩，腹部自然凹下。

3. 训练3个月后，可以过渡到逆腹式呼吸。训练逆腹式呼吸法可从一开始就着重注意呼气，而不去理会吸气，意念在呼气时引内气下行，聚于丹田。久而久之，呼气时腹部充实隆起，吸气时则放松缩回，逆腹式呼吸便自然形成了。

无论是训练顺腹式呼吸还是逆腹式呼吸，操作中都切忌故意挺肚子。腹部的隆起或回缩主要依靠气息吐纳自然形成的，不必人为刻意造作。操作时应注重在吐纳上下工夫，腹部只是配合。纳气深而多时，腹部自然隆起，而随着腹壁回缩的压力，气息也自然排出。

三、调心操作要点

1. 训练之初，主要是意念引导机体外部肌肉、关节、韧带等组织由上向下逐渐放松，逐渐使精神情绪放松到不紧张状态即可。

2. 随着训练深入，以意守呼吸为主，使自然呼吸向腹式呼吸运动过渡。

机体结构放松是第一步，之后逐渐放松精神情绪，如果一直放松不下来，先不要用意念引导呼吸。待到能够做到放松后，再意念守护呼吸，逐渐过渡到腹式呼吸，最后体会呼吸，做到似守非守。

四、三调合一操作要点

从调身操作入手，当姿势调整熟练（一旦站桩即可达到三圆式标准，并且身体各部位不紧张）后，即可调整呼吸的频率、幅度和深度，逐步进入慢、细、匀、长的呼吸状态，当呼吸深长、自如后，意念停留在呼吸上，使站立的身体、均匀持续的呼吸和轻柔的意念达到同步操作，进入三调合一的境界。

五、操作强度

1. 每天训练不少于 2 次，不超过 3 次，开始时，每次训练 5～10 分钟；1 个月后，每次训练 15～30 分钟；2 个月后，每次训练不少于 30 分钟；之后，最多不超过 60 分钟。

2. 1 个月为一个训练周期，一般训练不少于 3～6 个周期。

3. 对于健康成年人而言，第 1 个月保持高位站桩姿势，第 2 个月训练中位桩，第 3 个月以后可以训练低位桩。病人或身体虚弱者，以训练高位桩为主。

4. 训练如无不良反应，可继续增加训练量；如有一些练功反应，但尚能坚持练功者，可维持原训练量；如反应强烈，影响正常生活、工作，或病情恶化者，则应暂时停止练功，查明原因后再决定是否继续练功。

第三节　伏虎式站桩

一、调身操作要点

1. 预备姿势：以自然式站桩为基础，具体参见自然式站桩操作要点。以下操作先左后右。

2. 左脚向左前方45°方向跨出一大步，右脚在后，站成"丁"字形，两足相距1m左右（图2-3-1）。

3. 上身以腰为轴，向左转90°，两目平视左前方，踌躇满志（图2-3-2）。

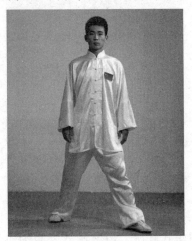

图2-3-1 伏虎式站桩图1

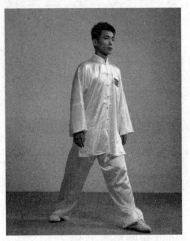

图2-3-2 伏虎式站桩图2

4. 左侧膝关节屈曲近成90°，左手顺势置于左膝内上方约10cm处，五指分开，虎口向下，掌心向前，似卡按虎头（图2-3-3）。

5. 右膝微屈内扣，如扣虎髋，右手掌心向下，指尖向前，置于右膝关节上方，如压虎臀（图2-3-4）。

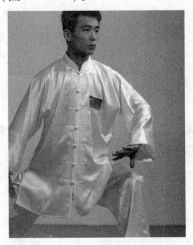

图2-3-3 伏虎式站桩图3

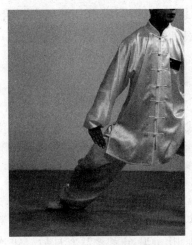

图2-3-4 伏虎式站桩图4

6. 两足五趾用力，抓紧地面，上身躯干部垂直向下用力，臀部如坐虎腰（图2-3-5）。

7. 身体以腰为轴，磨转180°，转向右侧，右膝关节在前，左膝关节在后，左右互换基本姿势，继续训练（图2-3-6）。

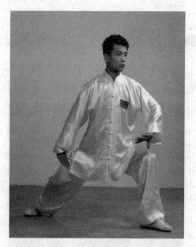 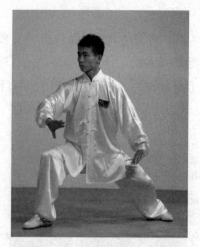

图2-3-5　伏虎式站桩图5　　　　　图2-3-6　伏虎式站桩图6

二、调息操作要点

1. 训练之初即可配合以上调身操作，采用腹式呼吸，以顺腹式呼吸为主，训练1个月。

2. 训练1个月后，可以过渡到逆腹式呼吸。训练逆腹式呼吸法可从一开始就着重训练呼气，而不去理会吸气，意念在呼气时引内气下行，聚于丹田，使气力下沉。

三、调心操作要点

两目前视，踌躇满志，意气力相合，运气至双胯、双腿、双足，双足犹如枯树，落地生根盘根。意想胯下有猛虎被伏，双膝关节扣紧虎身，两手力前按虎头、后按虎尾。

四、三调合一操作要点

腹式呼吸引导内气下行小腹丹田部位，伏虎态势及控制猛虎不得造次，随着呼吸一气呵成，达到意气力合而为一的境界。

五、操作强度

1. 每天训练不少于1次，不超过3次，开始时，每次训练5～10分钟；1个月后，每次训练10～20分钟；2个月后，每次训练不少于20分钟；之后，最多不超过30分钟。

2. 1个月为一个训练周期，一般训练不少于3个周期。

3. 该桩式是在前两种桩式训练1个月后的基础上，方能够训练，属力量型的训练桩式，因此身体虚弱者或无训练基础者，暂不要训练。

4. 训练如无不良反应，可循序渐进增加训练量；如有肌肉酸痛、困乏，但尚能坚持练功者，属正常反应，可维持原训练量；如反应强烈，影响正常生活、工作，或病情加重、恶化者，则应暂时停止练功，查明原因后再决定是否继续练功。

第四节　少林剑指站桩

一、调身操作要点

1. 预备姿势：以自然式站桩为基础，具体参见自然式站桩操作要点。

2. 重心右移，左脚向左横跨半步，两脚平行，两脚相距约45cm（图2-4-1）。

3. 屈膝下蹲，成马步桩式（根据屈膝的角度分成高、中、低三个体位锻炼）（图2-4-2、2-4-3、2-4-4）。

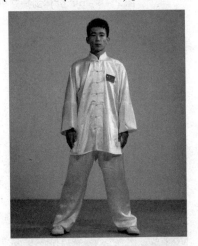

图2-4-1　少林剑指站桩图1

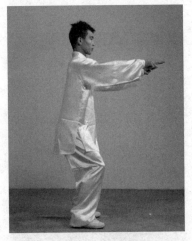

图2-4-2　少林剑指站桩图2

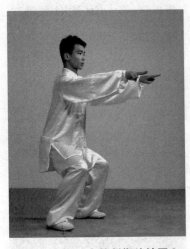

图2-4-3　少林剑指站桩图3

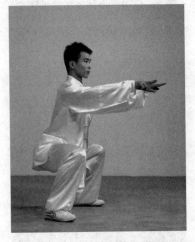

图2-4-4　少林剑指站桩图4

4. 两膝自然外开，目光垂直目测，髌骨的前缘不超过两足的脚尖，使膝与脚尖成一直线（图2-4-5）。

5. 在屈膝下蹲的同时，双臂向正前方缓缓抬起，同时双掌自然变为剑指（食指与中指并拢伸直如剑，其余手指微屈相扣）（图2-4-6），抬到与肩平，如剑的指尖向前，掌心向下，两臂与肩平，成一水平线（图2-4-7）。

6. 上身正直，微收小腹，轻提尾闾，含胸拔背，头正颈直，下颌后收，使百会穴、会阴穴和两脚跟连线的中点成一直线（图2-4-8）。

7. 两眼平视，双目微闭，似看非看。全身放松，松而不懈（图2-4-9）。

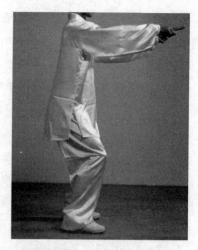

图2-4-5　少林剑指站桩图5

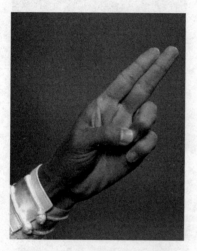

图2-4-6　少林剑指站桩图6

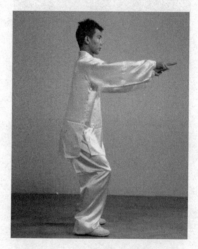

图2-4-7　少林剑指站桩图7

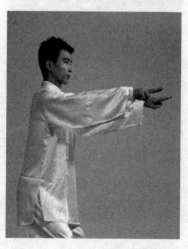

图2-4-8　少林剑指站桩图8

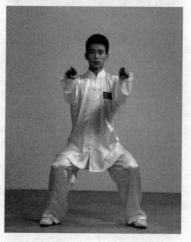

图2-4-9　少林剑指站桩图9

二、调息操作要点

1. 训练之初即可配合以上调身操作，采用腹式呼吸，以顺腹式呼吸为主，训练 1 个月。

2. 训练 1 个月后，可以逐渐过渡到逆腹式呼吸。训练逆腹式呼吸法可从一开始就着重训练呼气，而不去理会吸气，意念在呼气时引内气下行，聚于丹田，使气力下沉。

三、调心操作要点

意想丹田中有温热之气团，由小到大，由弱到强，再意想此气团循足三阴经，下至足底涌泉穴，落地生根。之后，将意念引回丹田部，使之由大到小，由强到弱，弥漫周身，濡养机体与神智。

四、三调合一操作要点

摆好姿势后，以意念的诱导作用，促进丹田温热的气团与腹式呼吸相配合。呼气时，热气团从小腹丹田部位，沿着下肢内侧足三阴经向下弥散，直达足心涌泉穴，吸气时，丹田热气内敛，手指尖端之气沿着手三阴经回收至胸部，引气沿任脉下行入腹，归于丹田，一呼一吸之间，将身、心、息加以贯通，合而为一。

五、操作强度

1. 每天训练不少于 1 次，不超过 3 次，开始时，每次训练 5 ~ 10 分钟；1 个月后，每次训练 10 ~ 20 分钟；2 个月后，每次训练不少于 20 分钟；之后，最多不超过 30 分钟。

2. 1 个月为一个训练周期，一般训练不少于 3 个周期。

3. 该桩式是在前三种桩式训练 1 个月后的基础上，方能够训练，既属力量型的训练桩式，又属于耐力型训练桩式，同时需要有很好的桩式操作基础，故无训练基础者或身体虚弱者，暂不要训练。

4. 该桩式的训练，需要增强意念训练的内容和强度，所以不可操之过急，一定要循序渐进。

5. 训练如无不良反应，可循序渐进增加训练量；如有肌肉酸痛、困乏，但尚能坚持练功者，属正常反应，可维持原训练量；如反应强烈，影响正常生活、工作，或病情加重、恶化者，则应暂时停止练功，查明原因后再决定是否继续练功。

第五节　探马式站桩

一、调身操作要点

1. 预备姿势：以自然式站桩为基础，具体参见自然式站桩操作要点。以下操作先左后右。

2. 重心右移到右腿，左脚向左前方出半步，足尖点地，足跟抬起（图2-5-1）。

3. 右脚踏实地面，五趾抓地，稳定身体，两膝关节均屈曲，上身直体下坐，臀部如坐高凳（图2-5-2）。

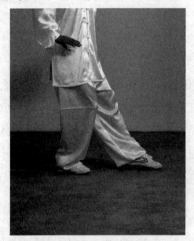 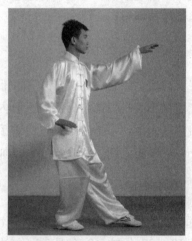

图2-5-1　探马式站桩图1　　　　　图2-5-2　探马式站桩图2

4. 左臂自体侧向前上方抬起，沉肩垂肘，肘关节微屈，手掌前伸，与目相平，五指自然微屈分开，如探烈马（图2-5-3）。

5. 右臂置于体侧，沉肩垂肘，掌心向下，五指自然微屈分开，指尖向前，使手掌背侧与前臂成近90°角，如按马桩（图2-5-4）。

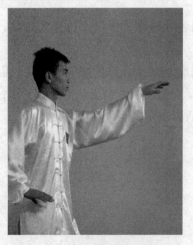 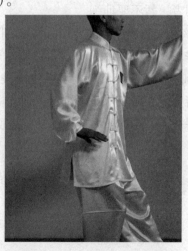

图2-5-3　探马式站桩图3　　　　　图2-5-4　探马式站桩图4

6. 含胸收腹，下颌内收，两目凝视左掌背侧外劳宫穴（图2-5-5）。

7. 左足的足跟落地踏实地面，重心左移，左手回收体侧；右足向右前方半步，足尖点地，右手向右前方探出，左右交替转换，其他要领互换，成右侧探马式（图2-5-6）。

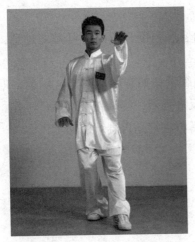
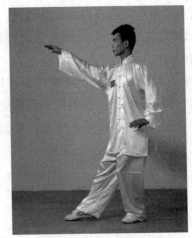

图2-5-5 探马式站桩图5　　　　图2-5-6 探马式站桩图6

二、调息操作要点

1. 训练之初可先采用自然呼吸，待调身操作熟练后，可以进行胸式呼吸的训练，训练1个月。

2. 胸式呼吸训练1个月后，可以采用腹式呼吸，但以顺腹式呼吸为主，训练1个月。

3. 顺腹式呼吸训练1个月后，可以逐渐过渡到逆腹式呼吸。

三、调心操作要点

身体的重心是左右偏移的，而意念的操作与重心偏移相反，如抬左臂探马时，意想左侧劳宫牵动左侧经脉气血，循环不息；如抬右臂探马时，意想右侧劳宫牵动右侧经脉气血，循环不息。

四、三调合一操作要点

摆好左侧姿势后，吸气时，以意念诱导，左侧劳宫穴、涌泉穴收自然之气内行，沿左上肢内入于胸中、腹内，合归于丹田；呼气时，以意想丹田气热，布散精微，温煦五脏六腑、四肢百骸。右侧亦然。一呼一吸之间，将身、心、息加以贯通，合而为一。

五、操作强度

1. 每天训练不少于1~3次，开始时，左右交替，每次训练5~10分钟；1个月后，每次训练 10～30 分钟；2 个月后，每次训练不少于 30 分钟；之后，最多不超过 60 分钟。

2. 1 个月为一个训练周期，一般训练不少于 3 个周期。

3. 该桩式是在自然桩、三圆桩等桩式训练的基础上的一种形意桩功，主要训练左右的气脉互动效应，没有自然桩基础者，暂勿练习。

4. 该桩式的训练，需要增强意念训练的内容和强度，所以不可操之过急，一定要循序渐进。

5. 训练如无不良反应，可循序渐进增加训练量；如有肌肉酸痛、困乏，但尚能坚持练功者，属正常反应，可维持原训练量；如反应强烈，影响正常生活、工作，或病情加重、恶化者，则应暂时停止练功，查明原因后再决定是否继续练功。

第三章　放松功

放松功是一种调心为主的静功操作方法，是近代继承古人静坐训练的一种功法。该功法站、坐、卧、行均可操作训练，既适合健康人或亚健康人练习，是练功入静、抗疲劳的基础功法，又适合患者康复练习，能促进气血运行和新陈代谢，是治疗高血压、冠心病等心脑血管疾病的首选功法之一。

第一节　意松法

一、调身操作要点

参照第一章调身的有关内容，选择站式、坐式或卧式的操作方法，此处略。

二、调息操作要点

采用自然呼吸或腹式呼吸。具体内容参照第一章调息的有关内容，此处略。

三、调心操作要点

（一）松通法

1. 意念操作顺序：头→颈→肩→上臂→肘关节→前臂→腕关节→手→胸背→腰腹→髋关节→大腿→膝关节→小腿→踝关节→脚。

2. 意想以上每个部位时，连续默念并体会"松"3次。

3. 男子左手在内，女子右手在内，双手轻轻按于腹部，意守肚脐，内视肚脐，耳听肚脐3分钟。

4. 意守小腹部的丹田，内视丹田，耳听丹田3分钟。

5. 意守督脉的命门穴，内视命门，耳听命门3分钟。

6. 待口中津液增多后，将津液分3次吞咽，用意引至下丹田，名为"玉液还丹"。

7. 咽津3次后，两手相搓如火，做干洗面、梳头，缓慢转动颈部，松肩，活动腰，随意散步，即可收功。

（二）三线放松法

三线放松法是将身体划分成两侧、前面、后面三条线，各条线有 9 个放松部位和 1 个止息点，练功时沿此三线自上而下依次放松的方法。

1. 三线部位与止息点。

第一条线：头部两侧→颈部两侧→两肩→两上臂→两肘→两前臂→两腕→两手→十个手指。

第二条线：面部→颈前→胸部→腹部→两大腿前→两膝→两小腿→两脚→十个脚趾。

第三条线：后脑部→后颈→背部→腰部→大腿后→两膝窝→小腿后→两足跟→两脚底。

三条线的止息点分别是中冲穴、隐白穴和涌泉穴，第四个止息点是下丹田。

2. 先意守一个部位并吸气，然后呼气并默念"松"；再意守下一个部位并吸气，再呼气并默念"松"。

3. 如此反复，直至三条线上的所有部位全部放松完。

4. 每放松完一条线，即在止息点轻轻意守 1~2 分钟，最后意守第四个止息点 5 分钟左右。

5. 如此为 1 个循环，每次锻炼可练 1 个循环，也可练 2~3 个循环。训练结束后，睁眼，以擦掌搓面收功。

（三）分段放松法

1. 把全身分成若干段，常用的分段方法有 2 种：
①头部→肩臂手→胸部→腹部→两腿→两脚。
②头部→颈部→两上肢→胸腹背腰→两大腿→两小腿→两脚。

2. 选择以上的其中一种，自上而下分段进行放松。

3. 意守某一段，默念"松"2~3 遍，再意守下一段。

4. 反复操作，放松 2~3 个循环，止息点在脐中。

（四）局部放松法

本方法主要是对三线放松法的补充操作，尤其是三线放松法操作完，仍有局部未能放松的紧张点。实践中，也可以单独使用，如针对某些病变的特定部位的放松。

1. 针对身体的某一病变部位或某一紧张点，默念"松"20~30 次。

2. 配合吸气，并意守此部位，呼气默念"松"，操作 20~30 次。

3. 训练结束后，睁眼，以擦掌搓面收功。

（五）整体放松法

1. 整个身体作为一个部位，默想放松。整体放松有 3 种方法：

①似喷淋流水般从头到足，笼统地向下放松。

②就整个身体，以脐为中心，笼统地向外扩张放松并默念"松"。

③依据三线放松法的三条线，沿着各条线流水般地向下放松，中间不停顿。

2. 选择其中的一种方法，默念"松"20~30次。

3. 配合吸气，意守此部位，呼气默念"松"，操作20~30次。

4. 训练结束后，睁眼，以擦掌搓面收功。

（六）倒行放松法

1. 把身体分成前后倒行的两条线。

第一条线：脚底→足跟→小腿后面→腘窝→大腿后面→尾闾→腰部→背部→后颈→后脑→头顶。

第二条线：脚底→足背→小腿前面→两膝→大腿前面→腹部→胸部→颈前→面部→头顶。

2. 先意守一个部位并吸气，然后呼气并默念"松"，再意守下一个部位并吸气，再呼气并默念"松"。

3. 如此反复，直至两条线上的所有部位全部放松完。

4. 如此为1个循环，每次锻炼可练1个循环，也可练2~3个循环。训练结束后，睁眼，以擦掌搓面收功。

四、三调合一操作要点

意松法属于调心为主要内容的功法，主要通过意识作用训练机体达到放松，可选择桩功作为调身的方法。经过2~3个月的训练，可以形成调心与调身的协同，继续训练一个阶段后，将呼吸训练配合到调心与调身的协同中，逐渐达到心身合一的松静境界。

五、操作强度

1. 放松功比较适合于初练习气功、杂念较多者，是放松的基本方法。

2. 调息方法一般从自然呼吸开始，逐步过渡到腹式呼吸，但均要求长呼短吸。

3. 其他可参照自然式站桩的操作强度。

第二节　震颤放松法

一、调身操作要点

1. 采用自然式站桩的操作方法（此处略），操作5分钟左右。

2. 全身从上向下，微微震颤、抖动，仅有感觉为度，操作5~10分钟。

3. 最后，重点在两手腕关节、两脚踝关节及脚跟部，进行微微震颤、抖动，操作

5~10分钟。

二、调息操作要点

采用自然呼吸或腹式呼吸。具体内容参照第一章调息的有关内容，此处略。

三、调心操作要点

1. 采用自然桩操作时，意想全身先由外向内，再由内向外如网状通透，操作5分钟左右。

2. 操作震颤时，意想体内的病气、浊气向下抖动，并排出到地底下。

四、三调合一操作要点

震颤放松法也属调心为主的功法，在自然桩的基础上，可以先将意念与震颤配合协同，然后，配合使用慢细匀长的胸式呼吸或者腹式呼吸，继续训练一个阶段后，将呼吸训练配合到调心与调身的协同中，逐渐达到心身合一的松静境界。

五、操作强度

1. 每次震颤2~5分钟，每分钟震颤频率130~160次。

2. 震颤后，静立3~6分钟，根据身体状况可以适当延长时间，或练习其他动静功法。

3. 凡不适宜做其他放松法者，可通过震颤放松法的锻炼而达到松静效应。

4. 震颤法还常常作为其他功法放松、入静的预备和引导方法。

第三节　拍打放松法

一、调身操作要点

1. 采用自然式站桩的操作方法（此处略），操作5分钟左右。

2. 拍打路线：头部→颈部→两肩→两肘关节→两手背→两手指头→胸腹→背腰→两髋→两大腿→两膝→两脚背→两脚趾。

3. 双掌搓热，腕关节放松，沿着以上路线依次拍打，短暂轻快、节律性地拍打，每处3~6次。

4. 拍打结束后，睁眼，以擦掌搓面收功。

二、调息操作要点

采用自然呼吸或腹式呼吸。具体内容参照第一章调息的有关内容，此处略。

三、调心操作要点

1. 采用自然桩操作时，意守丹田，操作 5 分钟左右。

2. 拍打每处时，默念"松"字引导。

四、三调合一操作要点

拍打放松法也属调心为主的功法，在自然桩的基础上，可以先将意念与拍打配合协同，然后，配合使用慢细匀长的胸式呼吸或者腹式呼吸，继续训练一个阶段后，将呼吸训练配合到调心与调身的协同中，逐渐达到心身合一的松静境界。

五、操作强度

1. 每次拍打以局部发红、微微发热为度，操作 10 ~ 15 分钟。

2. 拍打后，静立 3 ~ 5 分钟，根据身体状况可以适当延长时间，或练习其他动静功法。

3. 凡不适宜做其他放松法者，可通过拍打放松法的锻炼而达到松静效应，临床上的放松效应比较明显。

第四章　五行掌

　　五行掌是一种具有典型代表意义的医疗气功功法，其功理依据中医的五行学说，包括起势、五节正功、收势，共七节功法，对应于五脏六腑，同时与六字诀相配合练习，非常有利于临床的辨证施功，属实训的重点功法之一。

第一节　起　势

一、调身操作要点

　　1. 足跟并拢，自然站立，面向东方，宽衣解带，全身放松（图4-1-1）。

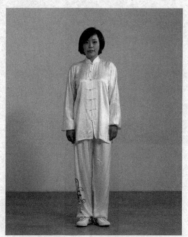

图4-1-1　五行掌图1

　　2. 如咀嚼食物状，用齿根的力量轻轻叩齿36次，赤龙（舌头）搅海（在口腔中搅动）36次，漱津（唾液）36次，分3次吞津，呼气时用意念送至脐下丹田。

　　3. 揉耳轮36次，点耳门穴36次，鸣天鼓（头后枕骨粗隆部）48次。

　　4. 以手指自前向后，梳理头发36次，指端一定要触及头皮。

　　5. 双掌搓热，干洗面部36次，以热透入皮肤为度。

　　6. 双手沿体侧上升平举，掌心向上，过头顶高度时，屈肘卷臂，中指尖在头顶相接（图4-1-2、4-1-3）。

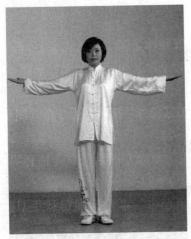
图4-1-2 五行掌图2

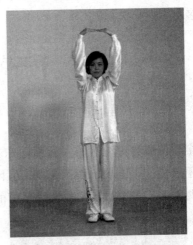
图4-1-3 五行掌图3

7. 双掌中指相接，沿体前中线下落至小腹，双掌分开，落于体侧（图4-1-4、4-1-5）。

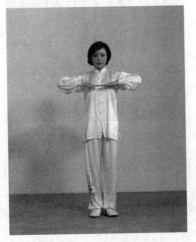
图4-1-4 五行掌图4

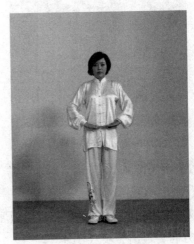
图4-1-5 五行掌图5

二、调息操作要点

采用自然呼吸或胸式呼吸。

三、调心操作要点

采用三线放松法放松。

四、操作强度

1. 如果本节功法与全套功法一起操作，一般情况操作5次。

2. 如果单独操作本节功法，可以根据自身状况，按照 3、5、7、9 的次数递增运动量，最多不超过 9 次。

第二节 推 法

一、调身操作要点

1. 接预备姿势，自然站立，面向东方。两足平行，与肩同宽，两膝微屈，两臂下垂，屈腕，掌心向上，指尖相对，靠近下丹田，如托物状（图 4-2-1）。

2. 两手如托重物状，缓缓上提至胸前，与肩、肘、腕平（图 4-2-2）。

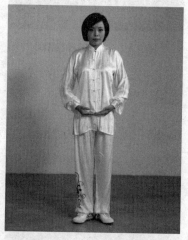

图 4-2-1 五行掌图 6

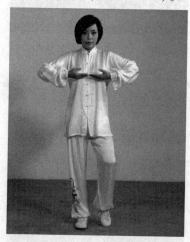

图 4-2-2 五行掌图 7

3. 以肩关节的旋转带动肘关节旋转，同时翻掌成立掌，掌心向前，指尖向上，置于耳后（图 4-2-3）。

4. 双掌缓缓向左前方推出（两肘微屈，不可推直），同时，重心右移，左脚向左前方 45° 角方向，迈出一步（图 4-2-4）。

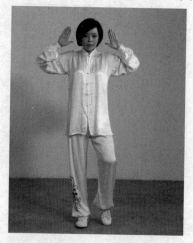

图 4-2-3 五行掌图 8

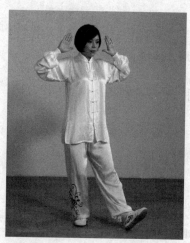

图 4-2-4 五行掌图 9

5. 随着双掌前推，左膝关节缓缓弯曲，呈弓步，右腿随之伸直，重心缓缓移到前屈的左腿上（图4-2-5）。

6. 翻掌，掌心向上，指尖相对，如捧球状，向下回落至小腹前，同时重心移到右腿，右膝屈曲，左腿伸直，左脚的足尖尽量背屈后翘（图4-2-6、4-2-7）。

7. 继续重复第2~6步，操作5次后，恢复到第1步的状态。

8. 换方向，换右腿向右前方45°角方向出腿，向右前方推手，重复操作第2~6步，操作5次后，恢复到第1步的状态（图4-2-8）。

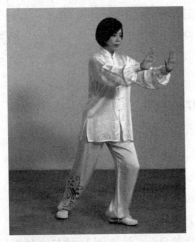

图4-2-5　五行掌图10

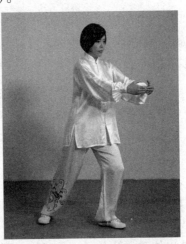

图4-2-6　五行掌图11

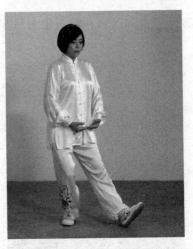

图4-2-7　五行掌图12

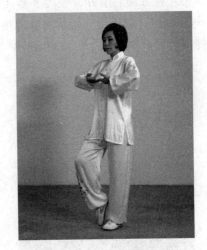

图4-2-8　五行掌图13

二、调息操作要点

1. 调身操作第2~3步，以鼻缓缓吸气。

2. 调身操作第4~5步，口唇微微张开，缓缓呼气，配合默念"嘘"字诀。

3. 调身操作第6步，可以不呼不吸，也可以采用自然呼吸调整呼吸，使呼吸平稳放松。

三、调心操作要点

1. 吸气时，存想清气从两足大趾上行，沿大腿内侧的肝经上升至两胁。

2. 呼气时，存想浊气尽出，清气由两胁下行，沿大腿内侧肝经降至足大趾。

四、操作强度

1. 如果本节功法与全套功法一起操作，一般情况左右各操作 5 次。

2. 如果单独操作本节功法，可以根据自身状况，按照 5、7、9、12 的次数递增运动量，最多不超过 12 次。

第三节　拓　法

一、调身操作要点

1. 自然站立，面向南方。余同推法调身操作的第 1 步。

2. 按照推法调身操作的第 2、3、4 步操作。

3. 推出的双掌呈立掌（掌背与前臂呈约 90°夹角），并使两掌面在一竖平面，如拓碑帖状，由左前方向右前方，缓缓平移（图 4-3-1）。

4. 与 3 同时，以脚跟为轴，身体也由左前方向右前方磨转，双腿也由弓步变马步，重心缓缓由左腿移到两腿中间（图 4-3-2）。

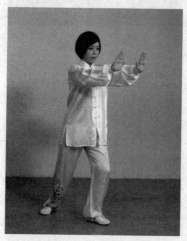 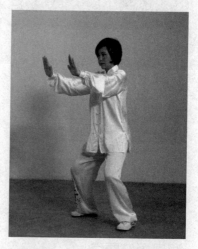

图 4-3-1　五行掌图 14　　　　　　图 4-3-2　五行掌图 15

5. 翻掌，掌心向上，指尖相对，双手向下回落至小腹前，同时直腰下蹲（图 4-3-3）。

6. 两掌如捧重物，缓缓上提置胸部（图 4-3-4）。继续重复第 2、3、4、5 步动作，操作 5 次后，恢复到第 1 步的状态。

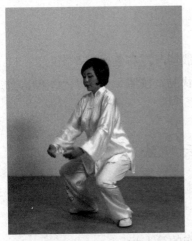

图 4-3-3　五行掌图 16

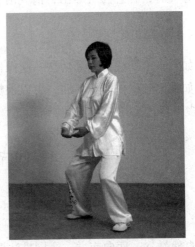

图 4-3-4　五行掌图 17

7. 换方向，换右腿向右前方 45°角方向出腿，向右前方推手，从右向左拓。重复操作第 2~6 步，操作 5 次后，恢复到第 1 步的状态（图 4-3-5）。

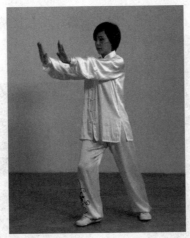

图 4-3-5　五行掌图 18

二、调息操作要点

1. 调身操作第 2~3 步，以鼻缓缓吸气。

2. 调身操作第 4~5 步，口唇微微张开，缓缓呼气，配合默念"呵"字诀。

3. 调身操作第 6 步，可以不呼不吸，也可以采用自然呼吸调整呼吸，使呼吸平稳放松。

三、调心操作要点

1. 吸气时，存想清气从小指内侧沿上肢内侧后缘心经路线至胸中。

2. 呼气时，存想浊气尽出，清气沿心经散至小指。

四、操作强度

1. 如果本节功法与全套功法一起操作，一般情况左右各操作 5 次。

2. 如果单独操作本节功法，可以根据自身状况，按照 5、7、9、12 的次数递增运动量，最多不超过 12 次。

第四节　云　法

一、调身操作要点

1. 自然站立，面向南方。余同推法调身操作的第 1 步。

2. 重心移到右脚上，左腿缓缓上提右侧膝关节高度，足尖下垂与地面垂直，同时左手掌心向上，四指并拢伸直，拇指张开，虎口撑圆，以肘为轴，沿体前缓缓上托至肩的高度（图 4 - 4 - 1）。

3. 左掌以腕关节为轴向内、向下、向上旋转，尽量使掌心向上（图 4 - 4 - 2）。

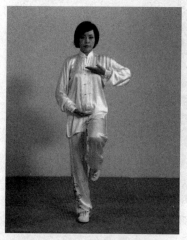

图 4 - 4 - 1　五行掌图 19

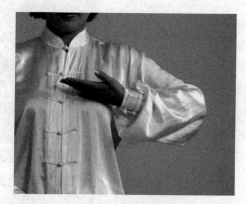

图 4 - 4 - 2　五行掌图 20

4. 左掌向左外划弧，至肩、肘、腕在同一水平面，掌心向下（图 4 - 4 - 3、4 - 4 - 4）。

5. 左手继续向下、向内缓缓回落，降至小腹又翻掌，掌心向上，叠于右手下；同时，左脚随左手下落，重心移到两腿之间（图 4 - 4 - 5）。

6. 重心移到左脚上，换右手、右腿，动作同左，重复以上第 2～5 步的操作（图 4 - 4 - 6）。

7. 左右交替为 1 次，共操作 5 次，恢复到第 1 步的状态。

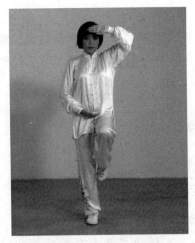

图 4-4-3 五行掌图 21

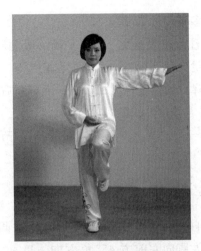

图 4-4-4 五行掌图 22

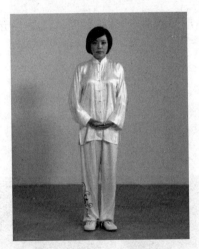

图 4-4-5 五行掌图 23

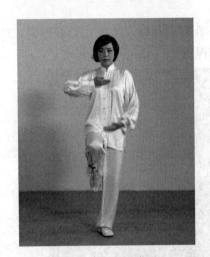

图 4-4-6 五行掌图 24

二、调息操作要点

1. 调身操作第 2～3 步，以鼻缓缓吸气。

2. 调身操作第 4～5 步，口唇微微张开，缓缓呼气，配合默念"呼"字诀。

三、调心操作要点

1. 吸气时，存想清气从足大趾内侧沿大腿内侧的脾经上升至腹部。

2. 呼气时，存想浊气尽出，清气沿脾经下降至足。

四、操作强度

1. 如果本节功法与全套功法一起操作，一般情况左右各操作 5 次。

2. 如果单独操作本节功法，可以根据自身状况，按照 5、7、9、12 的次数递增运动量，最多不超过 12 次。

3. 注意重心变换，掌握平衡，吸短呼长，吸快呼慢，吸气时尽量抬腿，暗示清气上升，足尖向下用力，意守"隐白"穴容易得气，呼气时落腿宜轻，暗示浊气尽出而清气下降。动作要轻灵如猿猴，不可左右晃动。

第五节　捏　法

一、调身操作要点

1. 自然站立，面向西方。余同推法调身操作的第 1 步。

2. 左脚向左前方 45° 角方向，迈开一大步，左腿成弓步，右腿成箭步（图 4 - 5 - 1）。

3. 左臂向左前方平伸，掌心向上，使肩、肘、腕处于同一平面。然后，五指伸直收拢如捏物状（图 4 - 5 - 2）。

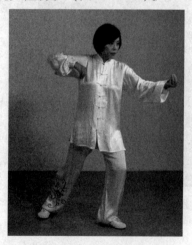

图 4 - 5 - 1　五行掌图 25

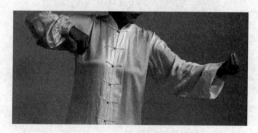

图 4 - 5 - 2　五行掌图 26

4. 右臂抬起，屈肘，肘尖向后，使肩、肘、腕平，掌心向下，五指也如捏物状，手置胸前中线附近（图 4 - 5 - 2）。

5. 目视左手，左腿伸直，屈右膝，使臀缓缓后坐，重心逐渐后移至右腿。同时，左臂屈肘收回，右臂在左臂上方向前伸出（图 4 - 5 - 3）。

6. 两手经过胸前时，同时翻掌，左掌心向下，右掌心向上，双手捏拉继续相对而行，直至重心移到右腿为止（图 4 - 5 - 4、4 - 5 - 5）。

7. 右臂屈肘收回，左臂向左前方平伸，胸腰随之转动，还原成第 2 步（图 4 - 5 - 6）。

8. 继续重复第 2～7 步，共操作 5 次。

9. 收回左腿，左右交换，右腿向右前方 45° 角方向，迈开一大步，右腿成弓步，左腿成箭步（图 4 - 5 - 7）。继续重复第 2～7 步，共操作 5 次。

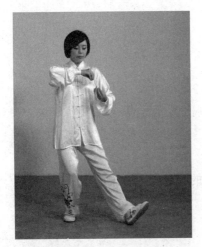

图4-5-3　五行掌图27

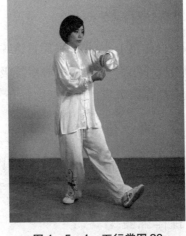

图4-5-4　五行掌图28

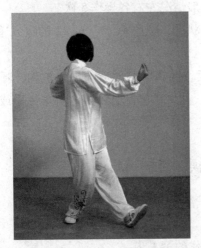

图4-5-5　五行掌图29

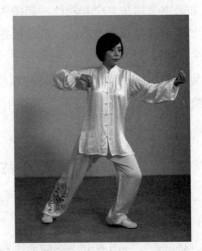

图4-5-6　五行掌图30

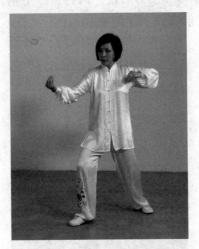

图4-5-7　五行掌图31

二、调息操作要点

1. 调身操作第 1~4 步，采用自然呼吸。

2. 调身操作第 5~6 步，以鼻缓缓吸气。

3. 调身操作第 7 步，口唇微微张开，缓缓呼气，配合默念"呬"字诀。

三、调心操作要点

1. 吸气时，存想清气从拇指，经臂内前缘的肺经吸入肺中。

2. 呼气时，存想浊气尽由口鼻、皮毛而出。

四、操作强度

1. 如果本节功法与全套功法一起操作，一般情况左右各操作 5 次。

2. 如果单独操作本节功法，可以根据自身状况，按照 5、7、9、12 的次数递增运动量，最多不超过 12 次。

3. 躯干的前后平移、左右转动应缓慢轻柔，两臂尽量前后伸展以扩胸，呼吸时靠指捏拢的力量使"鱼际""太渊"穴产生气感。初练手脚配合不好，可单练手或腿的分解动作。

第六节　摸　法

一、调身操作要点

1. 自然站立，面向北方。余同推法调身操作的第 1 步。

2. 左脚向左前方迈一小步，前弓后箭，两臂自然下垂，肘微屈，两掌心向下，指尖向前，置于小腹左前方，肚脐以下（图 4-6-1）。

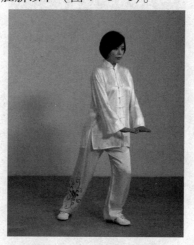

图 4-6-1　五行掌图 32

3. 重心慢慢后移到右腿，左腿慢慢伸直，臀部缓缓后坐，右膝屈曲，左足尖微上翘。同时，以腰部力量带动双手，向右、右前、前方接近右下腹，如磨盘转动，顺时针磨动（图4-6-2、4-6-3）。

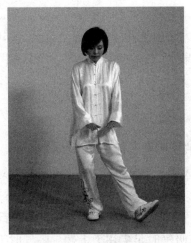 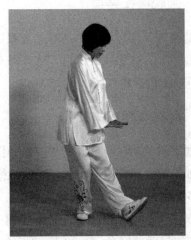

图4-6-2　五行掌图33　　　　　图4-6-3　五行掌图34

4. 重心慢慢前移到左腿，右腿慢慢伸直，左膝屈曲，左足踏实地面。同时，以腰部力量带动双手，向左、左前方、正前方，如磨盘转动，继续顺时针磨动（图4-6-4）。

5. 继续重复第3~4步，操作5次。

6. 重心右移，收回左脚。右脚向左前方迈一小步，重复第2~4步，双手逆时针划圈，换右侧位操作5次（图4-6-5）。

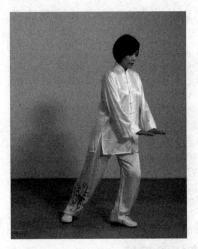 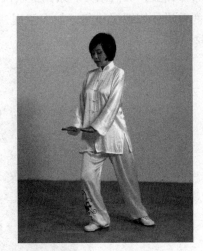

图4-6-4　五行掌图35　　　　　图4-6-5　五行掌图36

二、调息操作要点

1. 调身操作第1~2步，采用自然呼吸。

2. 调身操作第 3 步，以鼻缓缓吸气。

3. 调身操作第 4 步，口唇微微张开，缓缓呼气，配合默念"吹"字诀。

三、调心操作要点

1. 随吸气，存想清气从足心"涌泉"穴沿大腿内侧后缘的肾经上升至腰部两肾。

2. 随呼气，存想浊气尽出，清气降至"涌泉"穴，同时意守掌心"劳宫"穴，手指微微上翘，以产生气感。

四、操作强度

1. 如果本节功法与全套功法一起操作，一般情况左右各操作 5 次。

2. 如果单独操作本节功法，可以根据自身状况，按照 5、7、9、12 的次数递增运动量，最多不超过 12 次。

3. 双掌与地面平行划圈，如磨豆腐一般，手高不过脐，躯干要正直，腰部随双掌转圈，应加强对"肾俞""命门"等穴的意守；吸气时足尖用力上翘，呼气时手尖用力上翘，以加强气感。

第七节　收　势

一、调身操作要点

1. 自然站立，面向东方。余同推法调身操作的第 1 步。

2. 两臂沿体侧缓缓抬起，如大鹏展翅，至肩关节高度，两掌内合至面部，两中指指尖相接（图 4 - 7 - 1）。

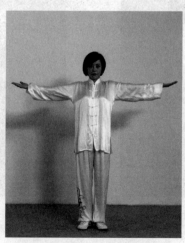

图 4 - 7 - 1　五行掌图 37

3. 两掌沿体前中线，缓缓下落，至肚脐的高度，两中指分开，两掌落至体侧（图 4 – 7 – 2）。

4. 继续重复第 2 ~ 3 步，操作 5 次。

5. 待第 5 次操作双手下落至胸前膻中穴时，两掌合十静立，然后，双掌回落至体侧（图 4 – 7 – 3）。

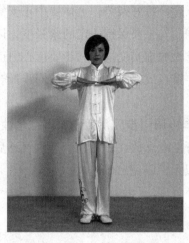

图 4 – 7 – 2　五行掌图 38

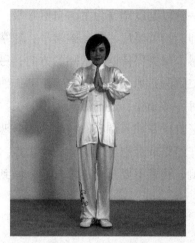

图 4 – 7 – 3　五行掌图 39

6. 双手抚于丹田，男左女右，引气归元，自然呼吸 9 次，睁开双目，搓热双掌，做干洗脸、全身拍打。最后，散步结束全套功法。

二、调息操作要点

1. 调身操作第 1 步，采用自然呼吸。

2. 调身操作第 2 步，以鼻缓缓吸气。

3. 调身操作第 3 步，口唇微微张开，缓缓呼气，配合默念"嘻"字诀。

4. 调身操作第 5 步，合十静立时，做 5 个慢细匀长的深呼吸。

5. 其余采用自然呼吸。

三、调心操作要点

1. 吸气时，收腹提肛，意念引气沿督脉上升到上丹田。

2. 呼气时，意念导气沿任脉下降，引气至下丹田。

四、操作强度

1. 如果本节功法与全套功法一起操作，一般情况左右各操作 5 次。

2. 如果单独操作本节功法，可以根据自身状况，按照 5、7、9、12 的次数递增运动量，最多不超过 12 次。

3. 收功与五节正功一样重要，不可忽视。

第八节 三调合一的操作

五行掌属于动功，三调合一的操作采用层次递进的合并法，按照以下三个阶段进行操作。

第一阶段是以调身为主。自然呼吸，不用意念，练好架势，上体要中正安舒，不可前俯后仰，抬臂要肩、肘、腕端平，翘掌、立掌、勾手要保持一定的紧张度，以获得麻胀等气感，出脚保持四正八隅的方向，弓步有重心的虚实变换，马步要重心中正。

第二阶段是加入调息的内容。动作熟练后，重点放在呼吸与动作的同步配合，呼吸应配合每一节动作，逐渐做到慢细匀长。

第三阶段是加入调心的内容。当呼吸与动作协调同步后，就要加入意念性的操作。尤其意守经络或存想经气的运转是重点，开始可把意念放在一侧，当产生气感后，同时意守两侧，注意不要刻意追求气感，做到似有似无，以免出偏。

第五章　八段锦

八段锦基本是在南宋初年创编，有文字记载见于宋·洪迈的《夷坚志》，距今已有八百多年的历史。在其流传过程中有坐功和站功之分，本书介绍站功。该功法是以调身为主的气功功法，练习中侧重肢体运动与呼吸相配合。清光绪初期逐渐定型为七言诀曰："两手托天理三焦，左右开弓似射雕；调理脾胃须单举，五劳七伤往后瞧；摇头摆尾去心火，两手攀足固肾腰；攒拳怒目增气力，背后七颠百病消。"可见，八段锦的训练与五脏六腑的关系非常紧密，是辨证施功的基本功法之一。

第一节　两手托天理三焦

一、调身操作要点

1. 插指托掌：目视前方，两臂内收，两掌五指分开，在小腹前十指交叉，掌心向上（图 5 - 1 - 1）。

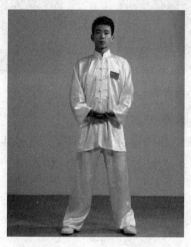

图 5 - 1 - 1　八段锦图 1

2. 旋掌托天：两足站稳，五趾抓地，两腿缓缓伸直，同时，两掌上托至胸前，随之两臂内旋向上托起，翻掌，掌心向上，托至头顶，抬头，目视两掌（图 5 - 1 - 2、

5 - 1 - 3）。

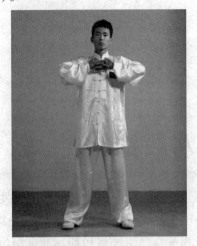

图 5 - 1 - 2　八段锦图 2

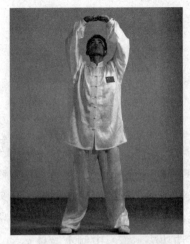

图 5 - 1 - 3　八段锦图 3

3. 托天提踵：两臂继续上托，肘关节缓缓伸直，同时，足跟缓缓离开地面，上身微微后仰，目视手背外劳宫穴（图 5 - 1 - 4、5 - 1 - 5）。

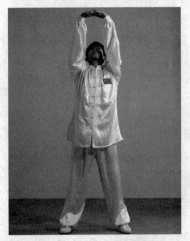

图 5 - 1 - 4　八段锦图 4

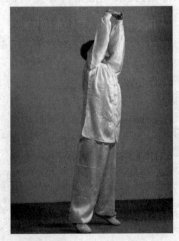

图 5 - 1 - 5　八段锦图 5

4. 保持 3 的动作状态，略停 10 秒钟左右。

5. 落足分掌：足跟落下，身体重心缓缓下降，两腿膝关节微屈，十指慢慢分开，两臂沿身体两侧缓缓下落，至小腹前两掌重叠，掌心向上，目视前方（图 5 - 1 - 6、5 - 1 - 7）。

二、调息操作要点

1. 调身操作第 1 ~ 2 步，采用自然呼吸。

2. 调身操作第 3 ~ 4 步，缓缓吸气，腹前壁缓缓回收。

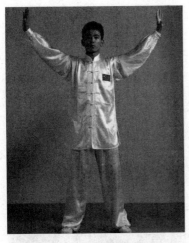 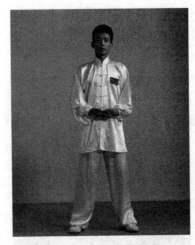

图5-1-6 八段锦图6　　　　　图5-1-7 八段锦图7

3. 调身操作第5步，停闭呼吸，大约10秒钟。初练者，此处可以换气，调整呼吸平稳，不可过于强求。

4. 调身操作第6步，缓缓呼气，腹前壁缓缓放松隆起。

三、调心操作要点

1. 调身操作第1~2步，采用放松法。

2. 调身操作第3~4步，存想双掌托起重物，缓缓举起。

3. 调身操作第5步，存想与所托重物的重力相持，稳定重心与之对抗。

4. 调身操作第6步，存想如释重负，怡然自得。

四、操作强度

1. 如果本节功法与全套功法一起操作，一般情况操作3次或6次。

2. 如果单独操作本节功法，可以根据自身状况，按照3、6、9、12的次数递增运动量，最多不超过12次。

3. 呼吸强度不宜太大，可在自然呼吸的基础上，循序渐进，逐渐达到逆腹式呼吸。

第二节　左右开弓似射雕

一、调身操作要点

1. 准备姿势：采用自然式站桩，静立调整姿势舒适，呼吸平稳，心情平静。见自然桩操作。

2. 分步错掌：目视前方，身体重心右移，左脚向左侧迈开一步，两腿膝关节自然伸直，两掌从体侧向体前，向上划弧，于胸前交叉，左掌在外，右掌在内，两掌心向内，指尖向上（图5-2-1、5-2-2）。

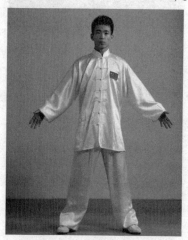　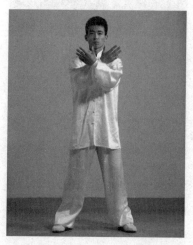

图5-2-1　八段锦图8　　　　　　　　图5-2-2　八段锦图9

3. 马步推弓：两腿缓缓屈膝，蹲成马步，同时，右掌屈指握成空拳，向右缓缓拉至肩前；左掌微握成"爪"，腕关节背屈，向左侧缓缓推出，成坐腕，掌心向左，犹如拉弓射箭之势（图5-2-3、5-2-4）。

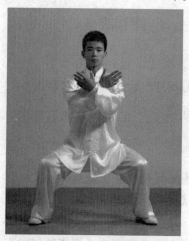　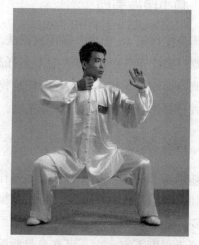

图5-2-3　八段锦图10　　　　　　　图5-2-4　八段锦图11

4. 开弓定势：两臂与肩同高，成对抗拉弓射箭之势，目视左掌，保持此动作，略停10秒钟左右（图5-2-5）。

5. 直膝错掌：身体重心缓缓移到两腿之间，两膝关节放松缓缓伸直，同时，两臂放松于胸前交叉。恢复到第2步的状态（图5-2-6）。

6. 继续重复第3~4步，操作3次或6次。

7. 马步推弓右式：目视前方，身体重心左移，右脚向右侧迈开一步，唯左右相反。重复第2~6步（图5-2-7）。

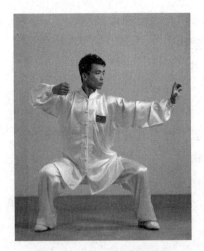

图 5-2-5　八段锦图 12

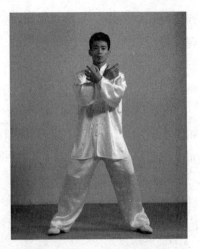

图 5-2-6　八段锦图 13

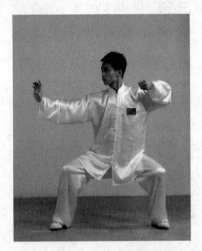

图 5-2-7　八段锦图 14

二、调息操作要点

1. 调身操作第 1 步，采用自然呼吸。

2. 调身操作第 2 步，缓缓吸气，腹前壁缓缓回收。

3. 调身操作第 3 步，缓缓呼气，腹前壁缓缓放松隆起。

4. 调身操作第 4 步，停闭呼吸，大约 10 秒钟。初练者，此处可以换气，调整呼吸平稳，不可过于强求。

5. 调身操作第 5 步，缓缓吸气，腹前壁缓缓回收。

三、调心操作要点

1. 调身操作第 1 步，采用放松法。

2. 调身操作第 2 步，存想双手握弓搭箭，寻找猎物。

3. 调身操作第 3 步，存想双手对抗，用力推弓拉弦，渐成满弓。

4. 调身操作第 4 步，存想屏息以静，瞄准猎物。

5. 调身操作第 5 步，存想松开弓弦，一箭射中，如释重负，怡然自得。

四、操作强度

1. 如果本节功法与全套功法一起操作，一般情况左右各操作 3 次或 6 次。

2. 如果单独操作本节功法，可以根据自身状况，左右按照 3、6、9、12 的次数递增运动量，最多不超过 12 次。

3. 目光随推弓手移动，心随意动，气随心动，呼吸强度不宜太大，可在自然呼吸的基础上，循序渐进，逐渐达到逆腹式呼吸。

第三节 调理脾胃须单举

一、调身操作要点

1. **准备姿势**：采用自然式站桩，静立调整姿势舒适，呼吸平稳，心情平静。见自然桩操作。

2. **抬掌平肩**：左掌抬起置于体侧髂嵴高点，掌心向上，指尖向前，沿体侧缓缓上托，至肩关节高度（图 5 – 3 – 1）。

3. **旋掌翻肘**：左掌向外、向内旋转，肘关节外撑，至左耳郭的高度，指尖向内，掌心向上，沿头侧，缓缓向上托起至头顶。同时，右手于体侧向前、向内旋转，指尖向内，掌心向下（图 5 – 3 – 2）。

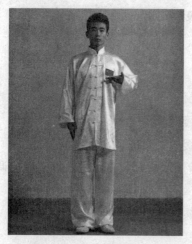 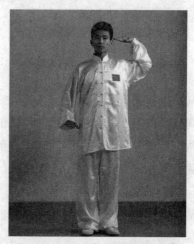

图 5 – 3 – 1 八段锦图 15   图 5 – 3 – 2 八段锦图 16

4. **双掌对撑**：两掌反向用力，左侧肢体有向上牵拉提升的感觉，右侧有向下实纳下沉的感觉，保持此状态大约 10 秒钟（图 5 – 3 – 3）。

5. 左右对换：左手沿体侧缓缓下落，落至肩关节高度时，右手抬起，置于右侧髂嵴高点（图 5 - 3 - 4）。

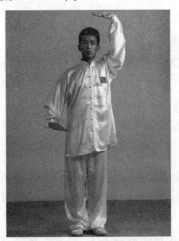

图 5 - 3 - 3 八段锦图 17

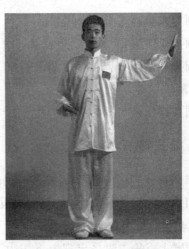

图 5 - 3 - 4 八段锦图 18

6. 双掌对撑右式：左手继续回落，唯左右交换，右手继续上托，重复左手动作第 2~5 步（图 5 - 3 - 5、5 - 3 - 6）。

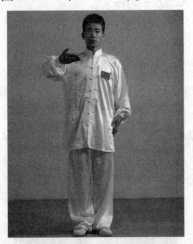

图 5 - 3 - 5 八段锦图 19

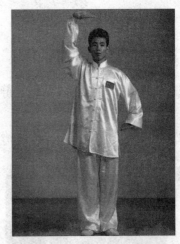

图 5 - 3 - 6 八段锦图 20

二、调息操作要点

1. 调身操作第 1 步，采用自然呼吸。

2. 调身操作第 2~3 步，缓缓吸气，腹前壁缓缓回收。

3. 调身操作第 4 步，停闭呼吸，大约 10 秒钟。初练者，此处可以换气，调整呼吸平稳，不可过于强求。

4. 调身操作第 5 步，缓缓呼气，腹前壁缓缓放松隆起。

5. 调身操作第 6 步，采用自然呼吸，调整呼吸使之平稳。

三、调心操作要点

1. 调身操作第 1 步, 采用放松法。

2. 调身操作第 2~3 步, 存想清气由左边升起。

3. 调身操作第 4 步, 存想双手对抗, 清气自左侧升腾, 浊气自右侧沉降, 身体处于清升浊降的状态。

4. 调身操作第 5 步, 意守呼吸, 使气归丹田。

四、操作强度

1. 如果本节功法与全套功法一起操作, 一般情况左右交替, 操作 3 次或 6 次。

2. 如果单独操作本节功法, 可以根据自身状况, 左右交替, 按照 3、6、9、12 的次数递增运动量, 最多不超过 12 次。

3. 两臂上下争力时易出现上下用力不均、躯干倾斜等现象, 所以操作时尽量用力均匀, 保持立身中正。

第四节　五劳七伤往后瞧

一、调身操作要点

1. 准备姿势: 采用自然式站桩, 静立调整姿势舒适, 呼吸平稳, 心情平静。见自然桩操作。

2. 抬臂翻掌: 两臂沿体侧, 缓缓抬起, 至肩肘腕平, 掌心向前 (图 5 - 4 - 1、5 - 4 - 2)。

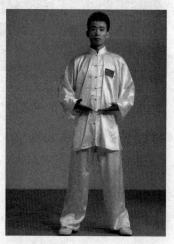 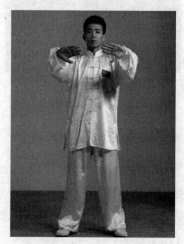

图 5 - 4 - 1　八段锦图 21　　　　图 5 - 4 - 2　八段锦图 22

3. 左转头: 肩关节微微后展, 头随之向左后转, 以眼的余光看见右脚足跟为度,保持此后瞧的状态，大约 10 秒钟（图 5-4-3、5-4-4）。

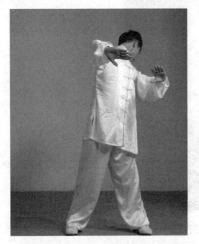 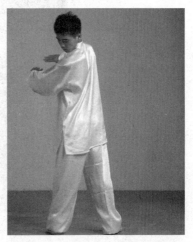

图 5-4-3　八段锦图 23　　　　　　　图 5-4-4　八段锦图 24

4. 转头松臂：头缓缓转回正前方，两臂放松回收至体侧（图 5-4-5、5-4-6）。

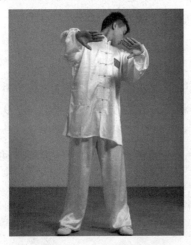 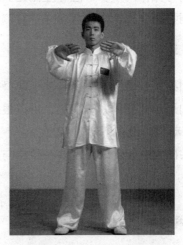

图 5-4-5　八段锦图 25　　　　　　　图 5-4-6　八段锦图 26

5. 右转头：重复第 2~4 步，头部转向右后方，后瞧左侧足跟（图 5-4-7）。

二、调息操作要点

1. 调身操作第 1 步，采用自然呼吸。

2. 调身操作第 2~3 步，缓缓吸气，腹前壁缓缓回收。

3. 调身操作第 3 步后瞧到位时，采用停闭呼吸，大约 10 秒钟。

4. 调身操作第 4 步，缓缓呼气，腹前壁缓缓放松隆起。

三、调心操作要点

1. 调身操作第 1 步，采用放松法。

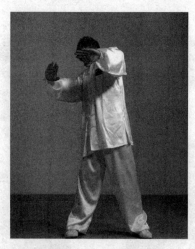

图 5 – 4 – 7　八段锦图 27

2. 调身操作第 2~3 步，意守左侧涌泉穴。

3. 调身操作第 4 步，意守左侧足少阴肾经。

4. 调身操作第 5 步，意念守护右侧涌泉穴、足少阴肾经。

四、操作强度

1. 如果本节功法与全套功法一起操作，一般情况左右交替，操作 3 次或 6 次。

2. 如果单独操作本节功法，可以根据自身状况，左右交替，按照 3、6、9、12 的次数递增运动量，最多不超过 12 次。

3. 头向左右转动时幅度要一致，与肩齐平，头部转动应带动脊柱螺旋转动。

第五节　摇头摆尾去心火

一、调身操作要点

1. **准备姿势**：采用自然式站桩，静立调整姿势舒适，呼吸平稳，心情平静。见自然桩操作。

2. **马步撑膝**：重心左移，右脚向右开步站立，缓缓下蹲成马步的同时，双掌掌心向下，置于两膝关节上，肘关节外撑（图 5 – 5 – 1）。

3. **逆时针转**：上身向右前方微微前倾，以腰为轴，慢慢由右前方（图 5 – 5 – 2），逆时针转向正前方、左前方（图 5 – 5 – 3）、左后方、正后方，成后伸位，身体重心随之缓缓移动。

4. **后伸位**：保持上身后伸位的状态，大约 10 秒钟（图 5 – 5 – 4）。

5. **左前方定势**：上身沿第 3 步相反的方向，回转到左前方（图 5 – 5 – 5）。

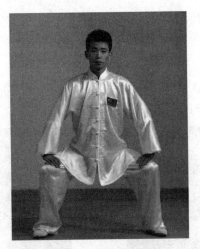

图5-5-1 八段锦图28

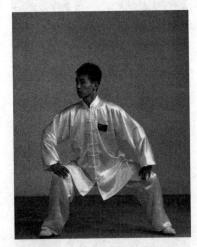

图5-5-2 八段锦图29

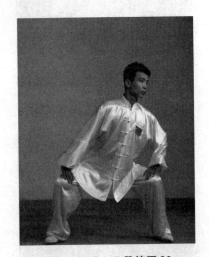

图5-5-3 八段锦图30

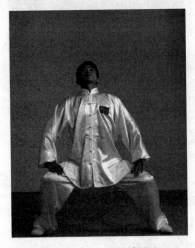

图5-5-4 八段锦图31

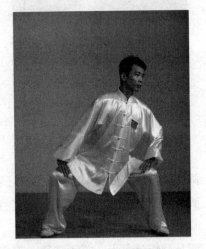

图5-5-5 八段锦图32

6. 顺时针转：再顺时针由左前方开始，慢慢转向正前方、右前方、右后方、正后方，成后伸位（图5-5-6、5-5-7、5-5-8）。

7. 重复第4步操作。

8. 右前方定势：上身沿第6步相反的方向，回转到右前方（图5-5-9）。至此，完成左右摇头摆尾的1个循环。

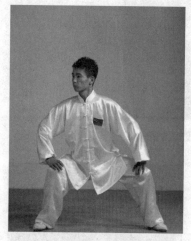

图5-5-6　八段锦图33

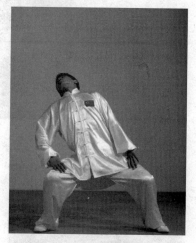

图5-5-7　八段锦图34

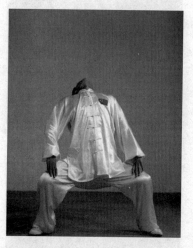

图5-5-8　八段锦图35

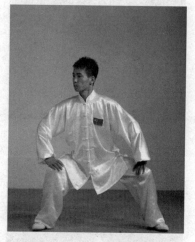

图5-5-9　八段锦图36

二、调息操作要点

1. 调身操作第1~2步，采用自然呼吸。

2. 调身操作第3步，缓缓吸气，腹前壁缓缓回收。

3. 调身操作第4步，采用停闭呼吸，大约10秒钟。

4. 调身操作第5步，缓缓呼气，腹前壁缓缓放松隆起。

5. 调身操作第6步，缓缓吸气，腹前壁缓缓回收。

6. 调身操作第 7 步，采用停闭呼吸，大约 10 秒钟。

7. 调身操作第 8 步，缓缓呼气，腹前壁缓缓放松隆起。

三、调心操作要点

1. 调身操作第 1 步，采用放松法。

2. 调身操作第 2~8 步，意守丹田，马步下蹲时气沉丹田，随着上身的转动，丹田内气随之缓缓旋转，弥散周身四肢百骸，热燥之邪随之而散。

四、操作强度

1. 如果本节功法与全套功法一起操作，一般情况左右交替，操作 3 次或 6 次。

2. 如果单独操作本节功法，可以根据自身状况，左右交替，按照 3、6、9、12 的次数递增运动量，最多不超过 12 次。

3. 操作时，易出现躬腰低头太过，转身角度太过或不及。纠正方法为转动角度以头与左右足尖垂直为度，屈膝左右转动幅度尽量一致，腰部要向上伸展，使整个脊柱虚领随之转动。

第六节　两手攀足固肾腰

一、调身操作要点

1. 准备姿势：采用自然式站桩，静立调整姿势舒适，呼吸平稳，心情平静。见自然桩操作。

2. 平肩端掌：两臂由体侧，向前外慢慢展出，至掌与肩平，掌心向上（图 5-6-1）。

3. 卷掌接指：两掌内卷，于印堂穴高度两中指相接（图 5-6-2）。

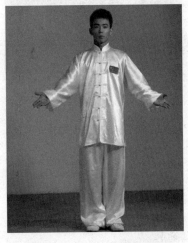

图 5-6-1　八段锦图 37

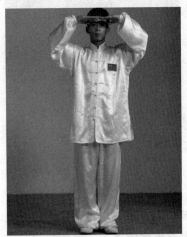

图 5-6-2　八段锦图 38

4. 压掌俯身：两掌沿体前中线，缓缓下落，落至膻中穴的高度时，上身前俯（图5-6-3）。

5. 俯身攀足：两掌继续下落与俯身的同时，两腿尽量并拢伸直，上身慢慢与之靠拢，两掌掌心向下覆按于足面部，成攀足状态（图5-6-4）。

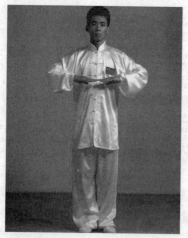
图5-6-3　八段锦图39

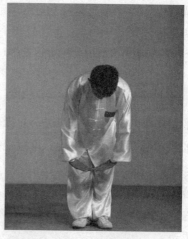
图5-6-4　八段锦图40

6. 攀足定势：保持攀足的状态，大约10秒钟（图5-6-5、5-6-6）。

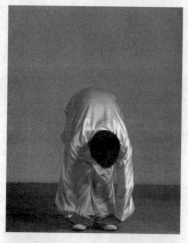
图5-6-5　八段锦图41

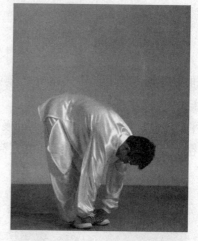
图5-6-6　八段锦图42

7. 掌垂身起：两中指分开，两掌下垂放松，用腰部的力量带动上身，缓缓起身复原（图5-6-7、5-6-8、5-6-9）。

二、调息操作要点

1. 调身操作第1步，采用自然呼吸。

2. 调身操作第2步，缓缓吸气，腹前壁缓缓隆起。

3. 调身操作第3~5步，缓缓呼气，腹前壁缓缓回收。

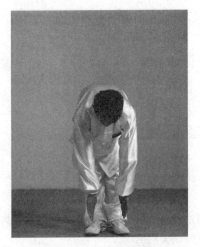

图 5-6-7 八段锦图 43

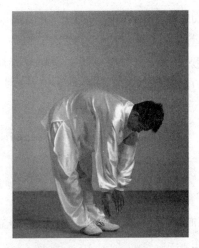

图 5-6-8 八段锦图 44

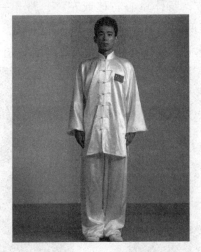

图 5-6-9 八段锦图 45

4. 调身操作第 6 步，采用停闭呼吸，大约 10 秒钟。

5. 调身操作第 7 步，缓缓吸气，腹前壁缓缓隆起。

三、调心操作要点

1. 调身操作第 1 步，采用放松法。

2. 调身操作第 2～3 步，意守胸中之气，沿着手三阴经从胸走手，于中指交接。

3. 调身操作第 4～5 步，意守丹田之气，沿着足太阳经从头走足，归于涌泉穴。

4. 调身操作第 6～7 步，意想涌泉穴中滋生出两股清泉，沿着足少阴肾经慢慢上升入腹，上达尾闾、腰际，直至脑窍，濡养神明。

四、操作强度

1. 如果本节功法与全套功法一起操作，一般情况左右交替，操作 3 次或 6 次。

2. 如果单独操作本节功法，可以根据自身状况，左右交替，按照3、6、9、12的次数递增运动量，最多不超过12次。

3. 操作时，易出现身体弯腰屈膝现象，上体前俯时，两膝要伸直，向下弯腰的力度可量力而行，不可自过其度。

第七节　攒拳怒目增气力

一、调身操作要点

1. 准备姿势：采用自然式站桩，静立调整姿势舒适，呼吸平稳，心情平静。见自然桩操作。

2. 高马握拳：目视前方，身体重心右移或左移，跨开一步，两腿屈膝蹲成高位马步，同时，两手握拳，抱于两胁肋下，拳眼向外，拳心向上（图5-7-1）。

3. 左拳至肩：左拳沿体侧缓缓上举，至肩关节高度（图5-7-2）。

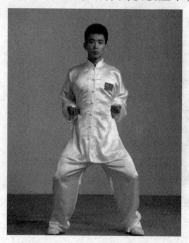　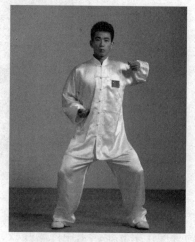

图5-7-1　八段锦图46　　　　　图5-7-2　八段锦图47

4. 展肘推拳：左肘关节向后外侧展出，使左拳置于左耳后下方，如推铅球状（图5-7-3）。

5. 低档出拳：左拳自耳后缓缓出拳，拳心向下，拳眼向内，同时，下肢蹲成中或低位马步（图5-7-4、5-7-5）。

6. 攒拳怒目：沉肩、坠肘、悬腕，拳出至与肩关节平齐，不偏离体前正中线。两目圆瞪与咬牙握固的操作同时进行（图5-7-6）。

7. 撤拳高马：左拳缓缓回撤至左胁肋下，下肢放松，缓缓起来，恢复到高位马步（图5-7-7）。

8. 左右交换，出右拳，重复第3~7步操作。

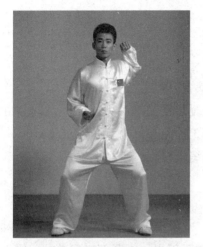

图 5 - 7 - 3　八段锦图 48

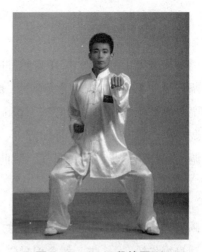

图 5 - 7 - 4　八段锦图 49

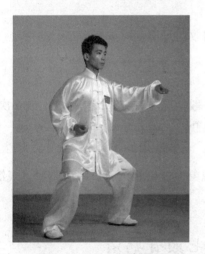

图 5 - 7 - 5　八段锦图 50

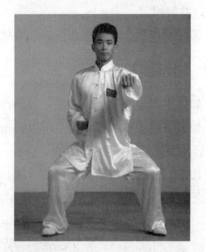

图 5 - 7 - 6　八段锦图 51

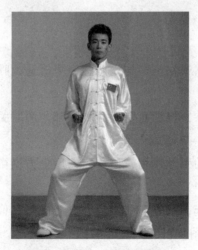

图 5 - 7 - 7　八段锦图 52

二、调息操作要点

1. 调身操作第 1 ~ 2 步，采用自然呼吸。

2. 调身操作第 3 ~ 4 步，缓缓吸气，腹前壁缓缓隆起。

3. 调身操作第 5 步，缓缓呼气，腹前壁缓缓回收。

4. 调身操作第 6 步，采用停闭呼吸，大约 3 秒钟。

5. 调身操作第 7 步，缓缓吸气，腹前壁缓缓隆起。

三、调心操作要点

1. 调身操作第 1 ~ 2 步，采用放松法。

2. 调身操作第 3 ~ 6 步，意念引导气力自腰际而出，由背部至肩关节，贯上肢，直达拳心，蓄势而发。

3. 调身操作第 7 步，意念引导气力缓缓回收至丹田。

四、操作强度

1. 如果本节功法与全套功法一起操作，一般情况左右交替，操作 3 次或 6 次。

2. 如果单独操作本节功法，可以根据自身状况，左右交替，按照 3、6、9、12 的次数递增运动量，最多不超过 12 次。

3. 操作时，易出现耸肩、塌腰、闭目等现象，以松腰沉胯，沉肩坠肘，气沉丹田，脊柱正直，怒目圆睁纠正。

第八节　背后七颠百病消

一、调身操作要点

1. **准备姿势**：采用自然式站桩，静立调整姿势舒适，呼吸平稳，心情平静。见自然桩操作。

2. **拳抵腰眼**：两手握拳，将拳面置于两腰眼部，两肘关节尽量后夹，使腰骶椎曲度向前（图 5 - 8 - 1、5 - 8 - 2）。

3. **仰头提踵**：用头部的引领作用，使身体向后上方微微后仰，同时足跟慢慢离开地面（图 5 - 8 - 3、5 - 8 - 4）。

4. **提踵定势**：足跟抬起，双拳向前用力，上身微微后仰，形成轻微对抗力量，保持此状态，大约 10 秒钟（图 5 - 8 - 5）。

5. **正身松力**：双手松力，身体恢复正立，用身体的重量，使足跟瞬间落地，可听到"咣"的声响，震动感可达头顶百会穴（图 5 - 8 - 6、5 - 8 - 7）。

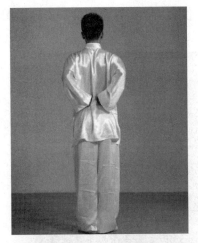

图 5 -8 -1 八段锦图 53

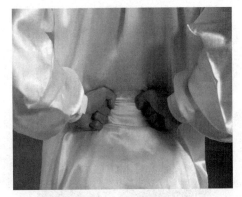

图 5 -8 -2 八段锦图 54

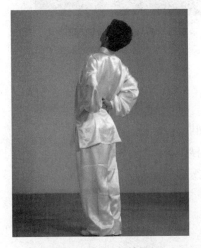

图 5 -8 -3 八段锦图 55

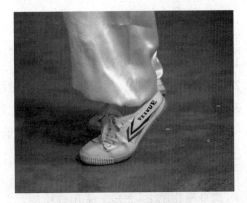

图 5 -8 -4 八段锦图 56

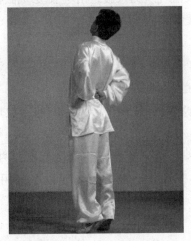

图 5 -8 -5 八段锦图 57

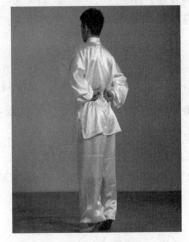

图 5 -8 -6 八段锦图 58

　　6. 颠足落地：正立全身放松，调整肢体关节，使之协调，恢复到准备姿势（图 5 - 8 - 8）。

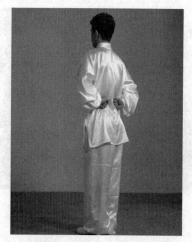

图 5 - 8 - 7　八段锦图 59

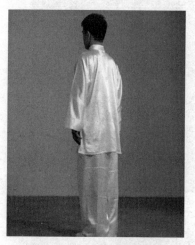

图 5 - 8 - 8　八段锦图 60

二、调息操作要点

1. 调身操作第 1～2 步，采用自然呼吸。
2. 调身操作第 3 步，缓缓吸气，腹前壁缓缓回收。
3. 调身操作第 4 步，采用停闭呼吸，大约 10 秒钟。
4. 调身操作第 5～6 步，缓缓呼气，腹前壁缓缓隆起。

三、调心操作要点

1. 调身操作第 1～2 步，采用放松法。
2. 调身操作第 3～4 步，意守吸气，将吸入清气从胸入腹，沿下肢缓缓灌至双足。
3. 调身操作第 5～6 步，意念呼气，经气缓缓回收至丹田。

四、操作强度

1. 如果本节功法与全套功法一起操作，一般情况反复操作 7 次。
2. 如果单独操作本节功法，可以根据自身状况，按照 7、14、21 的次数递增运动量，最多不超过 21 次。
3. 足跟提起时注意保持身体平衡，十个脚趾稍分开着地。百会上顶，两手后顶，使脊柱尽量得以向后上拔伸。有脊柱病变的患者，足跟下落要轻，不可用力过重、过猛。

第九节 三调合一的操作

八段锦是以调身为主的功法，是一个很长时期的训练，要反复训练，将动作熟练掌握，细细体会每节动作的要点和特点，直到能够把握每个动作的细节，每节功法都能够随心所欲地操作，这时，就可以考虑将调息的方法加进去。

八段锦所用的呼吸方法，主要是腹式呼吸，尤其是逆腹式呼吸操作，所以，加入调息操作之初，不要急于求成，可以随着动作慢慢调整，直到能够熟练将呼吸方法融入到动作当中。

八段锦的调心方法以意守为主，也可以兼顾存想五脏五色的内容。由于其与人体五脏六腑的关系非常紧密，所以，在呼吸与动作有效、有机地结合之后，调心的内容基本是该节题目的深入体会和感悟。同时，也不要刻意强迫意念的引入，实际上呼吸调整的同时，就已经加入意念的成分了。

第六章　五禽戏

　　五禽戏是仿效五种禽兽——虎、鹿、熊、猿、鸟的动作而编创成的气功功法，以肢体运动为主，辅以呼吸吐纳与意念配合，强调外动内静，动中求静，动静相兼，刚柔并济为要。坚持该功法的锻炼，确能起到引导气血，强身健体，祛病延年的功效，属于实训的重要内容。

第一节　熊　戏

一、调身操作要点

　　1. 预备姿势：身体自然站立，两脚平行分开与肩同宽，两臂自然下垂，两眼平视前方，凝神定气（图6-1-1）。
　　2. 重心右移，右腿屈膝，左脚收至右脚内侧，左足尖点地，同时，双臂肘关节屈曲，置于两胁，腕关节屈曲上抬肩关节高度，五指自然屈曲下垂，如懒熊出巢（图6-1-2）。

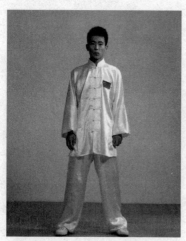

图6-1-1　五禽戏图1

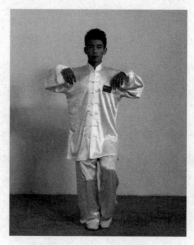

图6-1-2　五禽戏图2

3. 左脚向左前方迈出一步，脚跟先着地，然后重心前移成左弓步（图 6 - 1 - 3、6 - 1 - 4）。

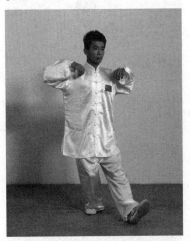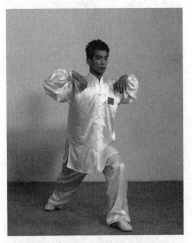

图 6 - 1 - 3 五禽戏图 3 　　　　图 6 - 1 - 4 五禽戏图 4

4. 左肩向右前下方下沉，身体随之，使重心前移，在左肩的带动下，身体由右至左，慢慢晃动 1 圈（图 6 - 1 - 5）。

5. 再由左至右，慢慢晃动 1 圈（图 6 - 1 - 6、6 - 1 - 7）。

6. 重心后移至右腿，收左脚踏实，提右脚，右脚尖点于左脚内侧脚弓处（图 6 - 1 - 8）。

7. 右脚向右前方跨一步，接行右势，唯方向相反，一左一右为 1 次，共做 6 次（图 6 - 1 - 9、6 - 1 - 10）。

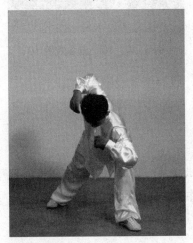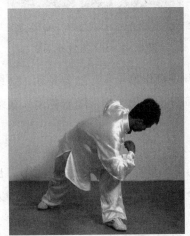

图 6 - 1 - 5 五禽戏图 5 　　　　图 6 - 1 - 6 五禽戏图 6

二、调息操作要点

1. 调身操作第 1 ~ 3 步和第 6 ~ 7 步，均采用自然呼吸。

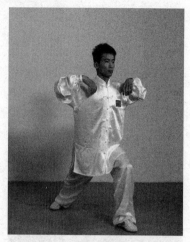

图 6 - 1 - 7　五禽戏图 7

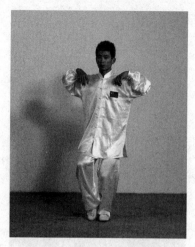

图 6 - 1 - 8　五禽戏图 8

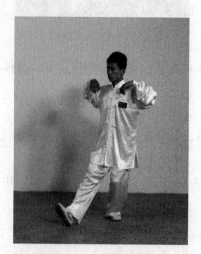

图 6 - 1 - 9　五禽戏图 9

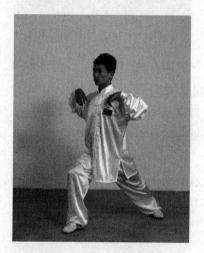

图 6 - 1 - 10　五禽戏图 10

2. 调身操作第 4 步，随着晃动，缓缓吸气，腹前壁慢慢隆起。

3. 调身操作第 5 步，随着晃动，缓缓呼气，腹前壁慢慢回收。

三、调心操作要点

存想身如懒熊，于春分惊蛰时节，出巢而动，晃动笨拙的身体，由局部肩关节运动，使全身关节，乃至内脏随之而动，以荡涤陈浊，更新气象。

四、操作强度

1. 如果本节功法与全套功法一起操作，一般情况操作 6 次。

2. 如果单独操作本节功法，可以根据自身状况，按照 6、9、12 的次数递增运动量，最多不超过 12 次。

3. 练习时应将自己比拟似熊，从熊的外形上看好似很笨拙，要表现出浑憨沉稳的特性。故此功应缓慢沉稳，不宜过快。同时肢体尽量放松，呼吸均匀柔和。

第二节 虎 戏

一、调身操作要点

1. 预备姿势：脚跟并拢成立正姿势，松静站立，两臂自然下垂，两眼平视前方（图6-2-1）。

2. 两腿屈膝下蹲，重心移至右腿，左脚虚步，脚掌点地、靠于右脚内踝处，同时两掌握拳提至腰两侧，拳心向上，目视左前方（图6-2-2）。

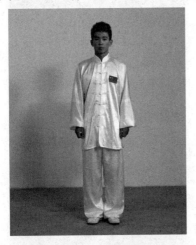 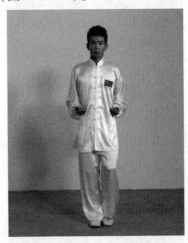

图6-2-1 五禽戏图11　　　　　图6-2-2 五禽戏图12

3. 左脚向左前方斜进一步，右脚随之跟进半步，重心坐于右腿，左脚掌虚步点地（图6-2-3）。

4. 与第3步同时，两拳沿胸部上抬，拳心向后，抬至口前两拳相对翻转变掌向前按出，高与胸齐，掌心向前，两掌虎口相对，眼看左手，如饿虎扑食状（图6-2-4）。

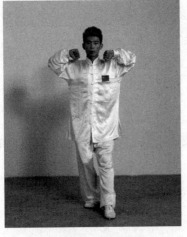 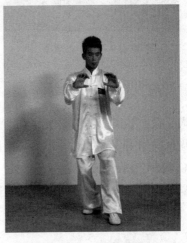

图6-2-3 五禽戏图13　　　　　图6-2-4 五禽戏图14

5. 由掌收拳至腰际，左脚向前迈出半步，右脚随之跟至左脚内踝处，重心坐于左腿，右脚掌虚步点地，两腿屈膝，同时两掌变拳撤至腰两侧，拳心向上，目视右前方（图6-2-5）。

6. 向右操作第3、4步，唯左右相反。如此反复左右虎扑（图6-2-6、6-2-7、6-2-8）。

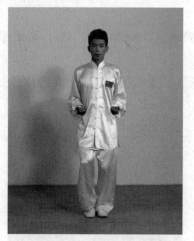

图6-2-5　五禽戏图15

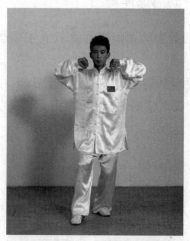

图6-2-6　五禽戏图16

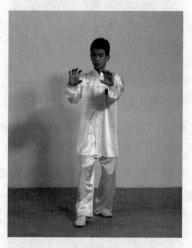

图6-2-7　五禽戏图17

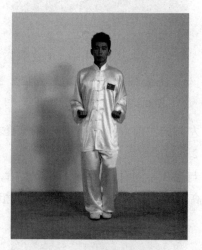

图6-2-8　五禽戏图18

二、调息操作要点

1. 调身操作第1~2步，采用自然呼吸。

2. 调身操作第3、4步，随着两拳上抬，缓缓吸气，腹前壁慢慢回收；随着虎扑，缓缓呼气，腹前壁慢慢隆起。

3. 调身操作第5、6步，参照以上呼吸操作。

三、调心操作要点

存想身如猛虎下山觅食，足爪轻灵，浑身刚劲有力，蓄势待发，勇猛前扑，一招制敌。

四、操作强度

1. 如果本节功法与全套功法一起操作，一般情况操作 6 次。

2. 如果单独操作本节功法，次数不限，以不疲劳为度。

3. 练习时需注意收脚出脚时要沉稳，推掌时要刚劲威猛，但又不失弹性，寓柔于刚。循序练习日深，尚可运内劲推出。

第三节　猿　戏

一、调身操作要点

1. 预备姿势：脚跟并拢成立正姿势，两臂自然下垂，两眼平视前方（图 6 - 3 - 1）。

2. 两腿屈膝，膝关节靠拢，右脚踏实，左脚虚步，脚尖点地，同时，两手抬至腋前，肘关节微微外撑，五指捏成勾手，手腕自然下垂（图 6 - 3 - 2）。

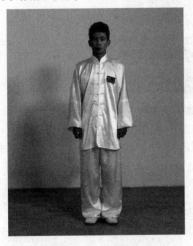
图 6 - 3 - 1　五禽戏图 19

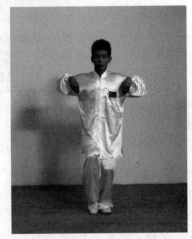
图 6 - 3 - 2　五禽戏图 20

3. 左脚踏实，右脚虚步，脚尖点地，右脚向前轻灵迈出一步，左脚随至右脚内踝处，虚步点地，同时，左手沿胸前至口的高度，再平伸左臂，左手由勾化掌，向前如取物样探出，达到探物极限，再由掌化勾（图 6 - 3 - 3、6 - 3 - 4）。

4. 左手勾手收回左腋前，恢复到第 2 步状态（图 6 - 3 - 5）。

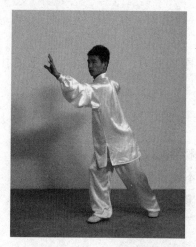

图6-3-3　五禽戏图21

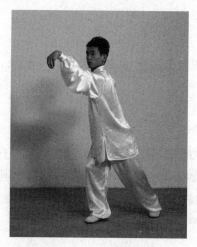

图6-3-4　五禽戏图22

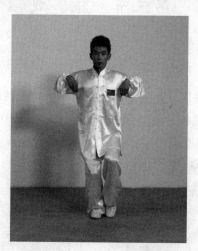

图6-3-5　五禽戏图23

5. 左脚向前轻灵迈出一步，右脚随至左脚内踝处，虚步点地，同时，右手沿胸前至口的高度，再平伸右臂，右手由勾化掌，向前如取物样探出，达到探物极限，再由掌化勾（图6-3-6、6-3-7）。

6. 右手勾手收回右腋前，恢复到第2步状态（图6-3-8）。

7. 左右交替，重复第2～6步。

二、调息操作要点

1. 调身操作第1步，采用自然呼吸。

2. 调身操作第2、4、6步，随着缩臂准备，缓缓吸气，腹前壁慢慢回收。

3. 调身操作第3、5步，随着探臂摘桃，缓缓呼气，腹前壁慢慢隆起。

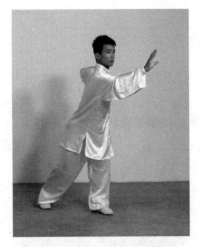

图6-3-6 五禽戏图24

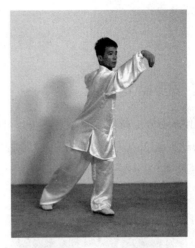

图6-3-7 五禽戏图25

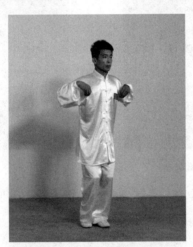

图6-3-8 五禽戏图26

三、调心操作要点

存想身如猿猴，路遇蟠桃，轻灵机敏，准确定位，虚步平衡，可攻可退，一爪探出，摘桃在手，身心愉悦。

四、操作强度

1. 如果本节功法与全套功法一起操作，一般情况操作 6 次。

2. 如果单独操作本节功法，次数不限，可反复练习，以不疲劳为度。

3. 本节主要训练身体的灵巧性，模仿猿猴的机敏灵巧。练习时手脚动作要轻灵，保持全身的协调性，同时要表现出猿猴的天性。

第四节　鹿　戏

一、调身操作要点

1. 预备姿势：身体自然直立，两臂自然下垂，两眼平视前方（图6-4-1）。

2. 右脚踏实，膝关节屈曲，身体后坐，重心放在右腿。左腿前伸，左脚虚踏，左膝微屈（图6-4-2）。

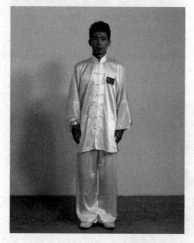
图6-4-1　五禽戏图27

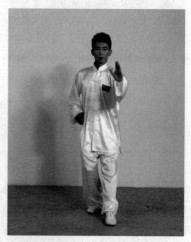
图6-4-2　五禽戏图28

3. 左手前伸，左臂微屈，左手掌心向右，右手置于左肘内侧，右手掌心向左，如麋鹿雄壮的鹿角（图6-4-3）。

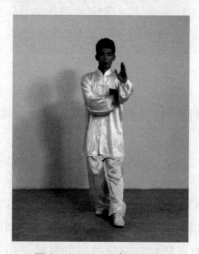
图6-4-3　五禽戏图29

4. 两臂在身前同时以胸椎为轴，做逆时针方向缓慢旋转，以带动整个躯干部，直至腰骶部被带动旋转，操作3圈（图6-4-4、6-4-5、6-4-6、6-4-7）。

5. 再顺时针操作第4步3圈。

6. 收回左臂、左腿，恢复到预备姿势（图6-4-8）。

7. 出右腿、右臂，左右交替，重复第2~5步（图6-4-9）。

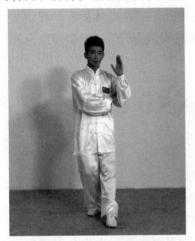

图6-4-4 五禽戏图30

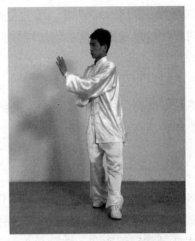

图6-4-5 五禽戏图31

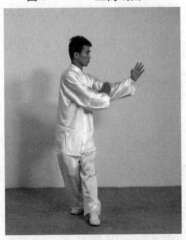

图6-4-6 五禽戏图32

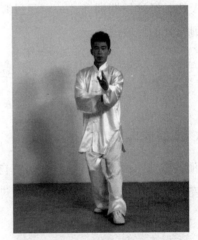

图6-4-7 五禽戏图33

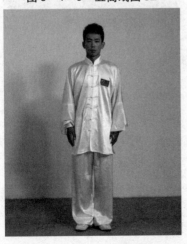

图6-4-8 五禽戏图34

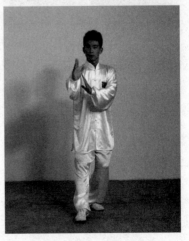

图6-4-9 五禽戏图35

二、调息操作要点

1. 调身操作第 1、2、3、6 步，采用自然呼吸。

2. 调身操作第 3、5、7 步，脊柱随双臂旋转时，随着身体展起，缓缓吸气，腹前壁慢慢回收；随着身体回落，缓缓呼气，腹前壁慢慢隆起。

三、调心操作要点

存想身如麋鹿，踏入广袤草原，向群山峻岭和茫茫草原，炫示自己的雄伟，并以健美的鹿角环转不息，吐故纳新。

四、操作强度

1. 如果本节功法与全套功法一起操作，一般情况操作 6 次。

2. 如果单独操作本节功法，次数不限，可反复练习，以不疲劳为度。

3. 本节动作舒缓柔和，体现出鹿这种动物的温良柔顺。操作时要缓慢柔和，缓缓伸展至极处。经过长期训练，一定要过渡到以腰骶部的旋转带动两臂的旋转，能让整个脊柱得到充分的伸展锻炼。

第五节 鸟 戏

一、调身操作要点

1. 预备姿势：两脚平行站立，两臂自然下垂，两眼平视前方（图 6 - 5 - 1）。

2. 左脚向前迈进一步，右脚随之跟进半步，脚尖虚点地（图 6 - 5 - 2）。

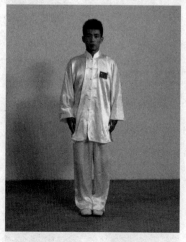

图 6 - 5 - 1　五禽戏图 36

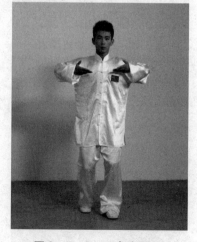

图 6 - 5 - 2　五禽戏图 37

3. 两臂慢慢从身前抬起，掌心向上，与肩平时两臂向左右侧方水平外展（图 6 -

5-3）。

4. 右脚前进与左脚相并，翻掌掌心向下，两臂自侧方下落（图6-5-4）。

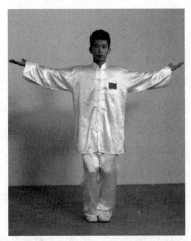
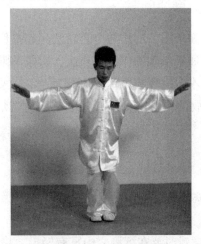

图6-5-3 五禽戏图38　　　　　图6-5-4 五禽戏图39

5. 缓缓下蹲，两臂抱膝，前臂在膝下相交，掌心向上（图6-5-5）。

6. 缓缓站起，右腿向前迈开一步，左右交换，重复第2~5步（图6-5-6）。

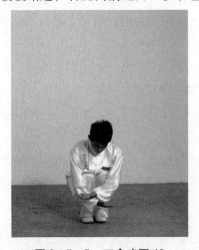
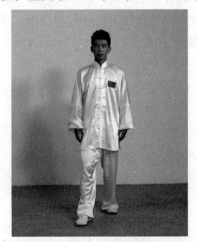

图6-5-5 五禽戏图40　　　　　图6-5-6 五禽戏图41

二、调息操作要点

1. 调身操作第1~2步，采用自然呼吸。

2. 调身操作第3步，展翅高飞时，缓缓吸气，腹前壁慢慢隆起。

3. 调身操作第4~5步，收翅抱膝时，缓缓呼气，腹前壁慢慢回收。

三、调心操作要点

存想身如大鹏，展翅之间，翱翔于万里苍穹，收翅之余，俯瞰千里江山，身心无限伸展，心情无比轻松。

四、操作强度

1. 如果本节功法与全套功法一起操作，一般情况操作 6 次。

2. 如果单独操作本节功法，次数不限，可反复练习，以不疲劳为度。

3. 本节主要模仿鸟类飞翔动作，故要特别表现出鸟类振翅凌云之势。练习时应注意肩臂放松、动作柔和，两臂与身体的动作要协调，同时要与呼吸密切配合。

第六节　三调合一操作

五禽戏锻炼要做到：全身放松，呼吸均匀，人如入境，五禽即五脏，五禽如我，我如五禽，五神和谐，形神如一。

练熊戏时要在沉稳之中寓有轻灵，将其剽悍之性表现出来；练虎戏时要表现出威武勇猛的神态，刚中有柔，柔中有刚；练猿戏时要仿效猿敏捷灵活之性；练鹿戏时要有静谧恰然之态；练鸟戏时要展翅凌云，不为所困。

动作操作仿效五禽，以五禽之形象调整动作，呼吸自然融会贯通到动作之中，心如止水，置身动物世界的美妙景象当中；身、心、息相互为用，相互交融，如此方可融形神为一体。

第七章 易筋经

易筋经是动功功法，重视形体、呼吸与意念的锻炼，按人体十二经与任督二脉之运行进行练习，锻炼起来，气脉流注合度，无迟速痞滞的偏倚现象，属气功中的上乘功夫，"易"是改变，"筋"是筋肉，"经"指方法。顾名思义，"易筋经"就是通过锻炼来改变人体筋肉的方法。

第一节 韦驮献杵势

一、调身操作要点

1. 预备姿势：左腿向左横跨一步，两脚距离与肩宽，两手自然下垂，头部端正，两目半开半合，平视前方，舌抵上腭，松肩垂肘，含胸拔背，收腹松胯，膝松微屈，足掌踏实，全身放松，自然呼吸，心境澄清，心神内敛（图7-1-1）。

2. 两手沿体侧上提至与肩相平，掌心向下，指尖向外（图7-1-2）。

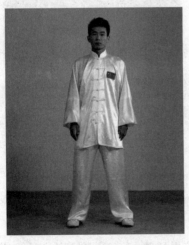

图7-1-1 易筋经图1

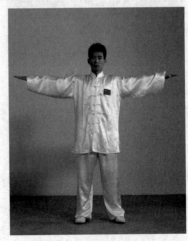

图7-1-2 易筋经图2

3. 屈腕，两掌变立掌，掌心向外，成挑担状，保持10秒钟左右（图7-1-3）。

4. 两掌向胸前靠拢，缓缓屈肘，使两掌心相对，两拇指少商穴轻轻接触，合十当胸，指尖向上（图7-1-4）。

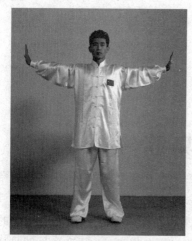

图7-1-3　易筋经图3

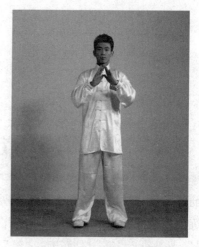

图7-1-4　易筋经图4

5. 两掌合十，缓缓向前推出，双掌不分离，推至两臂围成圆形，保持10秒钟左右（图7-1-5、7-1-6）。

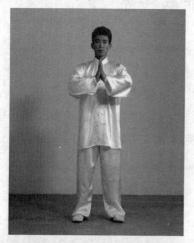

图7-1-5　易筋经图5

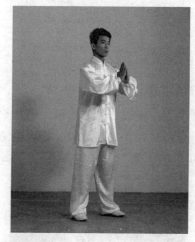

图7-1-6　易筋经图6

6. 松腕，两掌沿体前回落至体侧，恢复到预备姿势。

二、调息操作要点

1. 调身操作第1、6步，采用自然呼吸。

2. 调身操作第2~3步，缓缓吸气，腹前壁慢慢回收，到成挑担状时，停闭呼吸，保持吸气状态，大约10秒钟。

3. 调身操作第4~5步，缓缓呼气，腹前壁慢慢隆起，到成献杵状时，停闭呼吸，保持呼气状态，大约10秒钟。

三、调心操作要点

从第2步开始，意想双手握杆（古代时的重铁兵器），缓缓提起，直到合十献出，气贯十指。

四、操作强度

1. 如果本节功法与全套功法一起操作，一般情况操作3次。

2. 如果单独操作本节功法，可以根据自身状况，按照3、6、9的次数递增运动量，最多不超过9次。

3. 意念不宜强，随着动作和呼吸而动，以意领气，以气贯力，蓄势待发。

第二节 横担降魔杆势

一、调身操作要点

1. 预备姿势，同第一节。

2. 两掌于胸前合十，缓缓外分，逐渐变掌心向下，指尖向外（图7-2-1）。

3. 两臂平伸，肩肘腕平，成"一"字形，两掌背屈，使腕关节成接近90°夹角（图7-2-2）。

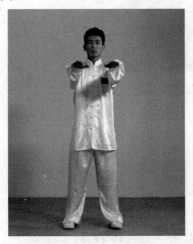 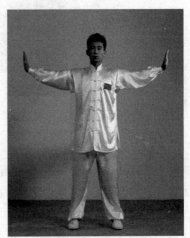

图7-2-1 易筋经图7　　　　　　图7-2-2 易筋经图8

4. 足跟缓缓抬起，脚尖点地（工夫深了可只用拇趾点地、7-2-3）。

5. 保持第4步结束的状态，大约10秒钟（图7-2-4）。

6. 足跟慢慢落地，两臂松力回收至体侧，恢复到预备姿势（图7-2-5）。

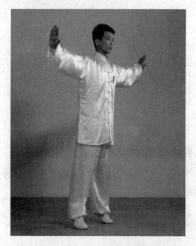

图 7 - 2 - 3   易筋经图 9

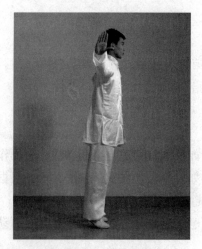

图 7 - 2 - 4   易筋经图 10

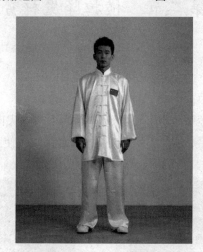

图 7 - 2 - 5   易筋经图 11

二、调息操作要点

1. 调身操作第 1、6 步，采用自然呼吸。

2. 调身操作第 2 步，缓缓呼气，腹前壁配合慢慢回收。

3. 调身操作第 3~4 步，缓缓吸气，腹前壁配合慢慢隆起。

4. 调身操作第 5 步，停闭呼吸，保持吸气状态，大约 10 秒钟。

三、调心操作要点

意想双手握持降魔杵，足尖之力上贯双腿、腰骶部、肩背部，最后贯力于双臂，横担于肩上，意守劳宫穴。

四、操作强度

1. 如果本节功法与全套功法一起操作，一般情况操作 3 次。

2. 如果单独操作本节功法，可以根据自身状况，按照 3、6、9 的次数递增运动量，最多不超过 9 次。

3. 足跟抬起，脚尖点地时要控制身体平衡，可将脚趾分开后再抬脚根。动作练纯熟后，再采用腹式呼吸操作。意守要轻柔，意气合一，不要用蛮力。

第三节　掌托天门势

一、调身操作要点

1. 预备姿势，同第一节。

2. 两手从左右缓缓向上做弧形上举，掌心向上，指尖相对，直对天门（前发际上 6.7cm），作托球状（图 7 - 3 - 1）。

3. 两足跟缓缓提起，微微向外分开，足尖着地（图 7 - 3 - 2）。

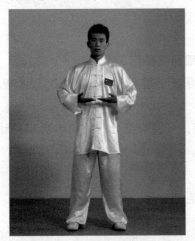 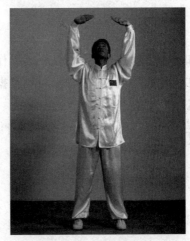

图 7 - 3 - 1　易筋经图 12　　　　　图 7 - 3 - 2　易筋经图 13

4. 保持掌托天门的状态，大约 10 秒钟（图 7 - 3 - 3）。

5. 两手沿体侧回落，恢复到预备姿势。

二、调息操作要点

1. 调身操作第 1 步，采用自然呼吸。

2. 调身操作第 2 ~ 3 步，缓缓吸气，腹前壁配合慢慢回收。

3. 调身操作第 4 步，停闭呼吸，保持吸气状态，大约 10 秒钟。

4. 调身操作第 5 步，缓缓呼气，腹前壁配合慢慢隆起。

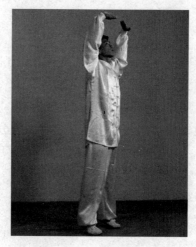

图 7 - 3 - 3　易筋经图 14

三、调心操作要点

意想双手上托，如托重物，托至天门，两目用内视法，通过天门，注视两手掌之间。

四、操作强度

1. 如果本节功法与全套功法一起操作，一般情况操作 3 次。

2. 如果单独操作本节功法，可以根据自身状况，按照 3、6、9 的次数递增运动量，最多不超过 9 次。

3. 足跟抬起，脚尖点地时要控制身体平衡，可将脚趾分开后再抬脚根。动作练纯熟后，再采用腹式呼吸操作。

第四节　摘星换斗势

一、调身操作要点

1. 预备姿势，同第一节。

2. 重心右移，右膝关节屈曲，右腿后坐，左脚向正前方迈开一小步，膝关节微屈，脚尖点地（图 7 - 4 - 1）。

3. 左手向左上方抬起，缓缓高举，离前额约一拳，由掌化拳，腕关节尽量掌屈（图 7 - 4 - 2）。

4. 右手握拳，以拳面贴于右侧腰部，微微向前用力。

5. 保持以上左手摘星、右手换斗的姿势，大约 10 秒钟。

6. 收回双手，恢复到预备姿势。

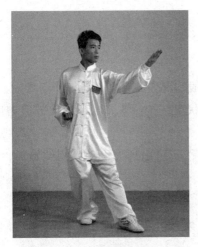

图 7 - 4 - 1　易筋经图 15

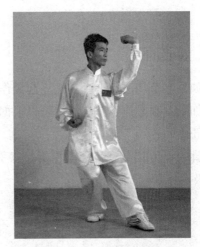

图 7 - 4 - 2　易筋经图 16

7. 重心左移，右脚向前一步。左手回落至左侧腰部，右手向右上方抬起高举。左右交替，重复第 2~5 步操作（图 7 - 4 - 3、7 - 4 - 4）。

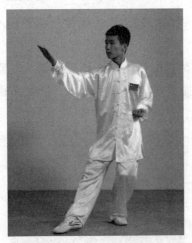

图 7 - 4 - 3　易筋经图 17

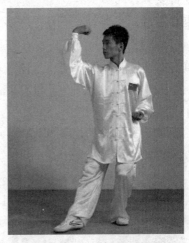

图 7 - 4 - 4　易筋经图 18

二、调息操作要点

1. 调身操作第 1~2 步，采用自然呼吸。

2. 调身操作第 3~4 步，缓缓吸气，腹前壁配合慢慢回收。

3. 调身操作第 5 步，停闭呼吸，保持吸气状态，大约 10 秒钟。

4. 调身操作第 6 步，缓缓呼气，腹前壁配合慢慢隆起。

5. 调身操作第 7 步，呼吸调整参照 2~4 操作。

三、调心操作要点

意想摘星之手，握持星斗，内气下贯丹田，换斗之手，如定气根，稳定下盘，平衡不移。

四、操作强度

1. 如果本节功法与全套功法一起操作，一般情况左右交替，各操作3次。

2. 如果单独操作本节功法，可以根据自身状况，按照3、6、9的次数递增运动量，最多不超过9次。

3. 脚尖点地时要控制身体平衡，双手协同，不可用猛力，动作练纯熟后，再采用腹式呼吸操作。

第五节　倒拽九牛尾势

一、调身操作要点

1. 预备姿势，同第一节。

2. 重心右移，左脚向左横开一大步，双膝屈曲，呈马步。双臂左右平开，立掌外撑（图7-5-1）。

3. 重心右移，左脚尖外摆，身体左转，右臂屈曲由上向下压至身前，左臂从下往上翻出，左掌向左前方抄去，至与肩平，五指撮拢成"擒拿手"状，腕关节微屈，指尖朝上向外，劲蓄袖底（图7-5-2）。

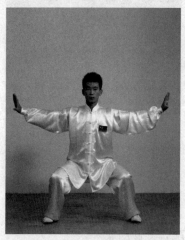 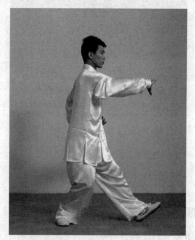

图7-5-1　易筋经图19　　　　　　图7-5-2　易筋经图20

4. 右手向右后方抄去，握拳，拳心向上，腕关节微屈（图7-5-3）。

5. 左手与额同高，右手与右箭腿成15°夹角，成双手争力，倒拽牛尾之势，保持此状态10秒钟左右（图7-5-4）。

6. 缓缓松力，恢复到第2步（图7-5-1）。

7. 左右交换，重复第2～5步操作（图7-5-5、7-5-6）。

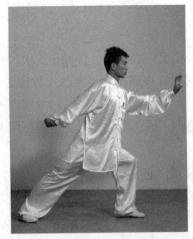

图 7 - 5 - 3　易筋经图 21

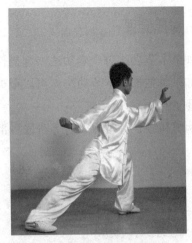

图 7 - 5 - 4　易筋经图 22

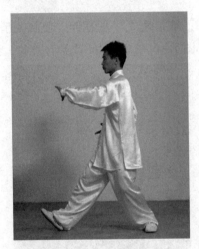

图 7 - 5 - 5　易筋经图 23

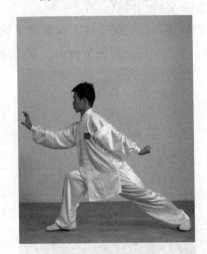

图 7 - 5 - 6　易筋经图 24

二、调息操作要点

1. 调身操作第 1 ~ 2 步，采用自然呼吸。
2. 调身操作第 3 ~ 4 步，缓缓吸气，腹前壁配合慢慢回收。
3. 调身操作第 5 步，停闭呼吸，保持吸气状态，大约 10 秒钟。
4. 调身操作第 6 步，缓缓呼气，腹前壁配合慢慢隆起。
5. 调身操作第 7 步，呼吸调整参照 2 ~ 4 操作。

三、调心操作要点

意想双手各攥有反向而行的黄牛尾，要凭借双手的力量，将它们拽回来，意与力合，稳如磐石。

四、操作强度

1. 如果本节功法与全套功法一起操作，一般情况左右交替，各操作 3 次。

2. 如果单独操作本节功法，可以根据自身状况，按照 3、6、9 的次数递增运动量，最多不超过 9 次。

3. 两腿和腰、背、肩、肘等身段各部，要协调一致，意力充足，但不可用力太过。

第六节　出爪亮翅势

一、调身操作要点

1. 预备姿势，同第一节。

2. 两脚相合，足跟并拢，双掌置于胸胁部，掌指翘立尽量背伸，使腕关节背侧成90°夹角，掌心向前，肘关节内夹，蓄势待发（图 7-6-1、7-6-2）。

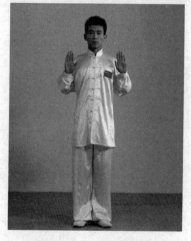 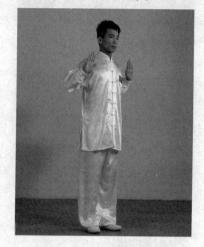

图 7-6-1　易筋经图 25　　　　　　图 7-6-2　易筋经图 26

3. 两手向前缓缓推出，开始前推，轻如推窗，推至肩肘腕平时，五指用力外分（图 7-6-3）。

4. 身体直立，两目张开，不可瞬动眨眼，平直地望着前面，集中心念，观看两掌，闭息 10 秒左右（图 7-6-4）。

5. 双掌缓缓向胸胁内收，贴于左右两侧胸胁处，恢复到预备姿势。

二、调息操作要点

1. 调身操作第 1、5 步，采用自然呼吸。

2. 调身操作第 2 步，缓缓吸气，腹前壁配合慢慢回收。

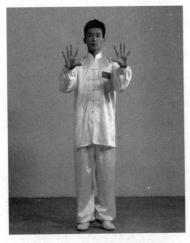 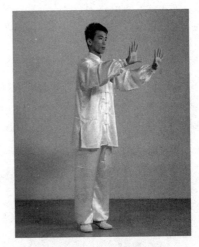

图 7-6-3　易筋经图 27　　　　　图 7-6-4　易筋经图 28

3. 调身操作第 3 步，缓缓呼气，腹前壁配合慢慢隆起。

4. 调身操作第 4 步，停闭呼吸，保持吸气状态，大约 10 秒钟。

三、调心操作要点

意想双手以排山之势，推倒前方大山，十指用力分开，旨在分离障碍，以意导气，气贯双掌，排山倒海。

四、操作强度

1. 如果本节功法与全套功法一起操作，一般情况操作 3~6 次。

2. 如果单独操作本节功法，可以根据自身状况，按照 3、6、9 的次数递增运动量，最多不超过 9 次。

3. 随向前推掌，五指慢慢外分，掌指翘立笔直，产生麻热感；两掌向胸胁收回，五指自然伸直并拢。

第七节　九鬼拔马刀势

一、调身操作要点

1. 预备姿势，同第一节。

2. 左手提腕上举，至头后枕部，掌心向前贴枕部"玉枕穴"，食指、中指、无名指三指轻轻挟拉左耳耳郭，左腋张开（图 7-7-1、7-7-2）。

3. 右手向右后上方划弧，以手背贴于脊部两肩胛间，右腋紧闭（图 7-7-3）。

4. 头部虚领，左右两肘对应，微微用力，有拔刀出鞘的感觉，保持此状态 10 秒钟左右（图 7-7-4）。

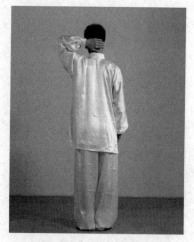

图 7-7-1 易筋经图 29

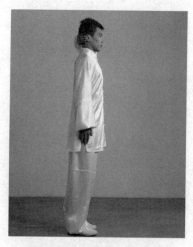

图 7-7-2 易筋经图 30

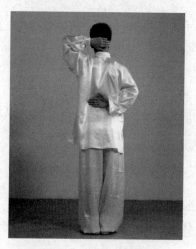

图 7-7-3 易筋经图 31

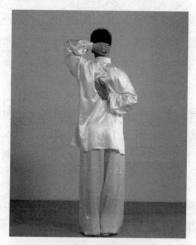

图 7-7-4 易筋经图 32

5. 两手松力，缓缓收回体侧，恢复到预备姿势。

6. 左右交换，重复第 2~5 步操作（图 7-7-5）。

二、调息操作要点

1. 调身操作第 1 步，采用自然呼吸。

2. 调身操作第 2~3 步，缓缓吸气，腹前壁配合慢慢回收。

3. 调身操作第 4 步，停闭呼吸，保持吸气状态，大约 10 秒钟。

4. 调身操作第 5 步，缓缓呼气，腹前壁配合慢慢隆起。

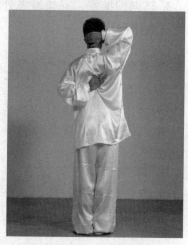

图 7-7-5 易筋经图 33

三、调心操作要点

意想大刀缚于背后，身体挺拔，一手握头后刀柄，一手持背后刀鞘，意气相合，抽刀对敌，正气凛然。

四、操作强度

1. 如果本节功法与全套功法一起操作，一般情况操作 3～6 次。

2. 如果单独操作本节功法，可以根据自身状况，按照 3、6、9 的次数递增运动量，最多不超过 9 次。

3. 抱头攀耳之手的肘尖是力点，微微拔牵，头颈要虚领，使身体挺拔，不可弯腰塌背。

第八节 三盘落地势

一、调身操作要点

1. 预备姿势，同第一节。

2. 两手向左右平伸，肩肘腕相平，成"一"字形，掌心向下，同时左足向左跨一大步，成"大"字形（图 7 - 8 - 1）。

3. 两膝弯曲慢慢下蹲成骑马裆势，含胸拔背，至大腿与小腿成 90°夹角为度（图 7 - 8 - 2）。

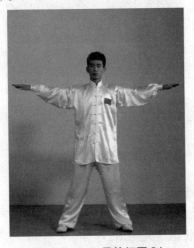 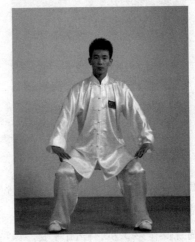

图 7 - 8 - 1 易筋经图 34　　　　图 7 - 8 - 2 易筋经图 35

4. 两腿下蹲的同时，两掌亦缓缓下按，按压至与膝相平为止，动作缓慢，两眼睁大（图 7 - 8 - 3）。

5. 保持此状态，大约 10 秒钟（图 7 - 8 - 4）。

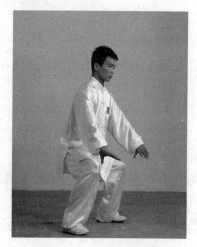

图 7 - 8 - 3　易筋经图 36

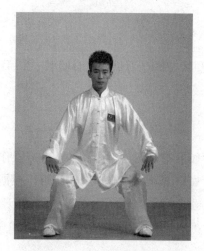

图 7 - 8 - 4　易筋经图 37

6. 下按之掌翻转，掌心向上，如托重物之状，随两腿的慢慢伸直一起上升，与胸相平为止（图 7 - 8 - 5）。

7. 翻掌，掌心向下，继续操作第 3~6 步（图 7 - 8 - 6）。

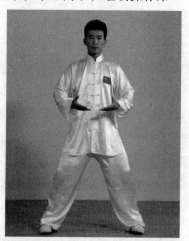

图 7 - 8 - 5　易筋经图 38

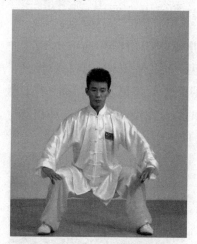

图 7 - 8 - 6　易筋经图 39

二、调息操作要点

1. 调身操作第 1~2 步，采用自然呼吸。

2. 调身操作第 3~4 步，缓缓呼气，腹前壁配合慢慢回收。

3. 调身操作第 5 步，停闭呼吸，保持吸气状态，大约 10 秒钟。

4. 调身操作第 6 步，缓缓吸气，腹前壁配合慢慢隆起。

三、调心操作要点

意想身负重物，掌持重物，腿缚重物，下按时为重物所困，仍平稳下蹲，上提时为重物所累，仍安然自若，气沉丹田。

四、操作强度

1. 如果本节功法与全套功法一起操作，一般情况操作 3～6 次。

2. 如果单独操作本节功法，可以根据自身状况，按照 3、6、9 的次数递增运动量，最多不超过 9 次。

3. 以脊柱为中位，上下平稳升降，速度均衡平稳，切勿忽快忽慢。

第九节　青龙探爪势

一、调身操作要点

1. 预备姿势，同第一节。

2. 左手翻掌向上，紧贴腰间；右臂直举向上，紧贴右耳，掌心向内；以腰为轴，身体向左侧屈约 15°（图 7-9-1、7-9-2）。

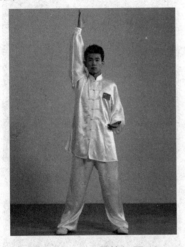
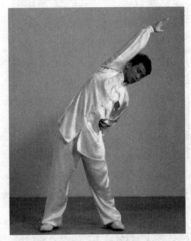

图 7-9-1　易筋经图 40　　　　　图 7-9-2　易筋经图 41

3. 上身侧屈同时向左扭转，右手上举向左侧探出，呈"龙探爪"，保持此状态，大约 10 秒钟（图 7-9-3）。

4. 右手探至极远时，双膝屈曲呈马步，右掌翻掌，掌心向上，从左前方经体前划过，如乘风破浪一般（图 7-9-4）。

5. 右掌收至右侧腰间，双掌心向上，腰部放松，恢复到预备姿势（图 7-9-5）。

6. 左探爪做完，再向右探，左右交换，重复第 2～5 步操作（图 7-9-6、7-9-7、7-9-8）。

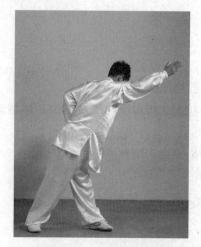

图7-9-3 易筋经图42

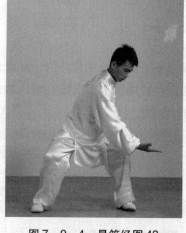

图7-9-4 易筋经图43

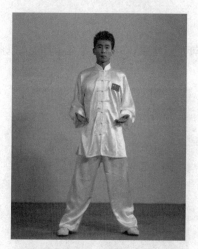

图7-9-5 易筋经图44

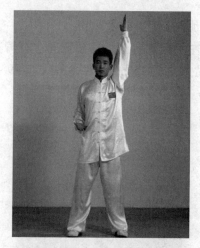

图7-9-6 易筋经图45

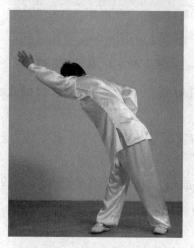

图7-9-7 易筋经图46

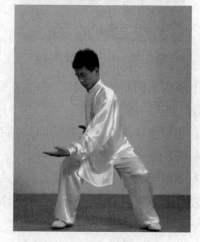

图7-9-8 易筋经图47

二、调息操作要点

1. 调身操作第 1 步，采用自然呼吸。

2. 调身操作第 2~3 步，缓缓呼气，腹前壁配合慢慢回收。

3. 调身操作第 4 步，停闭呼吸，保持吸气状态，大约 10 秒钟。

4. 调身操作第 5 步，缓缓吸气，腹前壁配合慢慢隆起。

三、调心操作要点

意想变身为龙，张牙舞爪，腰部扭动，脊柱为轴，双掌互探，左右交替，翻转腾挪，自由穿梭于云端雾海。

四、操作强度

1. 如果本节功法与全套功法一起操作，一般情况，左右交替各操作 3~6 次。

2. 如果单独操作本节功法，可以根据自身状况，按照 3、6、9 的次数递增运动量，最多不超过 9 次。

3. 随着掌缩、掌探，腰部、腹部相应地扭转，一定要放松机体，才能将"带脉"锻炼得柔韧如丝，松紧合度。向左右探爪时，要同时微微发出"嘘"音相配合。头颈亦跟随左探、右探动作转动。

第十节 卧虎扑食势

一、调身操作要点

1. 预备姿势，同第一节。

2. 左脚抬起，向左前方跨进一步，成左弓右箭步，同时两手向前，五指着地，掌心悬空（初练可用整个手掌着地），头向上略抬（图 7 - 10 - 1、7 - 10 - 2）。

3. 前足收回，足背放于后足跟上，先做一个俯卧撑，再下俯，臀部慢慢向后收，两目平视，腰部放松，似虎扑食之准备动作（图 7 - 10 - 3）。

4. 头昂起，目视前方，前胸以低势下伏（约离地 13.3cm），头、腰、臀、四肢呈波浪形向前运动，似向前扑食之状。至前臂撑直时，胸稍挺，再下伏。如此反复 3 次，最后还原成左弓右箭步（图 7 - 10 - 4、7 - 10 - 5、7 - 10 - 6）。

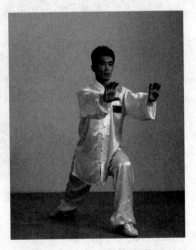

图 7 - 10 - 1 易筋经图 48

5. 做完后，收回站起，再以同法变右弓左箭步，照前法做足次数，还原成弓箭步后，站立成预备姿势（图7-10-7）。

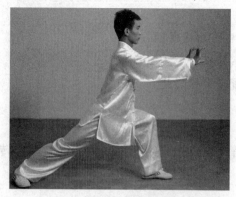

图7-10-2　易筋经图49

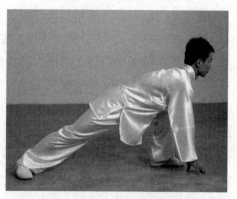

图7-10-3　易筋经图50

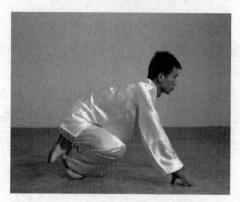

图7-10-4　易筋经图51

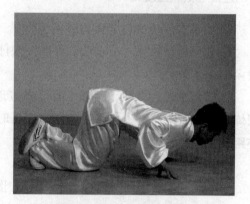

图7-10-5　易筋经图52

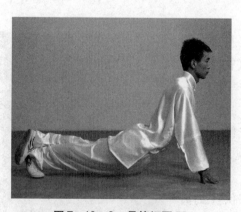

图7-10-6　易筋经图53

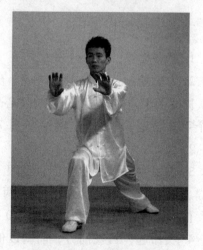

图7-10-7　易筋经图54

二、调息操作要点

1. 鼻吸口呼，两手扶地，变前弓后箭步时，自然呼吸，调整呼吸平稳。

2. 撑起、后缩吸气；下俯、前冲呼气。

三、调心操作要点

意想身为猛虎，匍匐而进，探近猎物，凝注前方，蓄势待发，扑捉到位。

四、操作强度

1. 如果本节功法与全套功法一起操作，一般情况，左右交替各操作3次。

2. 如果单独操作本节功法，可以根据自身状况，按照3、6、9的次数递增运动量，最多不超过9次。

3. 本式操作难度较大，需要在身体素能相对较好的情况下训练，对于体弱多病者，暂不训练。

第十一节　打躬击鼓势

一、调身操作要点

1. 预备姿势，同第一节。

2. 两手抱头，掌心按耳，两掌的中指尖微微接触，指头贴在"玉枕穴"处。两肘屈曲，肘与肩平行。摆好姿势后，食指击打"玉枕关"频频敲击，耳中发出"隆隆"的响声，称之为"鸣天鼓"（图7-11-1）。

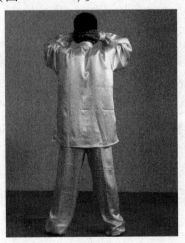

图7-11-1　易筋经图55

3. 鸣天鼓之后，双手抱头，慢慢俯身弯腰，将头向两膝的空档中间弯垂下去，以不能再垂弯为度，两腿挺直，腰胯放松，舌抵上腭，咬紧牙关，两目从胯裆中观看身后的天际，此为"打躬"（图7-11-2、7-11-3）。

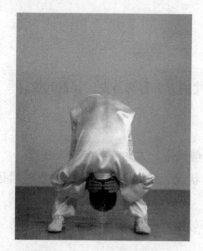

图 7 - 11 - 2　易筋经图 56

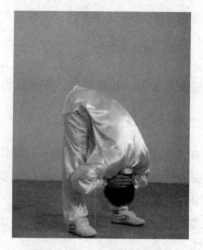

图 7 - 11 - 3　易筋经图 57

4. 随即慢慢直立起身，还原成预备姿势。

二、调息操作要点

1. 鸣天鼓时，采用自然呼吸。

2. 打躬时，俯身呼气，起身吸气，可以采用逆腹式呼吸。

三、调心操作要点

采用意守丹田法操作。

四、操作强度

1. 如果本节功法与全套功法一起操作，一般情况，左右交替各操作 3 次。

2. 如果单独操作本节功法，可以根据自身状况，按照 3、6、9、12 的次数递增运动量，最多不超过 12 次。

3. 身体前俯弯腰时，动作要缓慢，量力而行，动作不可过猛。患有脑血管病者慎做此势。

第十二节　掉尾摇头势

一、调身操作要点

1. 预备姿势，同第一节。

2. 两臂伸直，与肩相平，掌心向下（图 7 - 12 - 1）。

3. 将两掌十指交叉扣起，掌心向下，慢慢向胸前收拢，至与胸两拳距离时弯腰，随即慢慢下推及地，两腿挺直（图 7 - 12 - 2、7 - 12 - 3）。

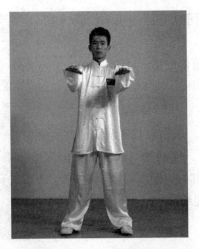

图 7 - 12 - 1　易筋经图 58

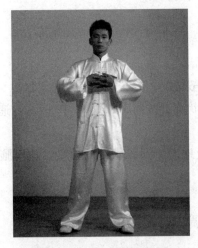

图 7 - 12 - 2　易筋经图 59

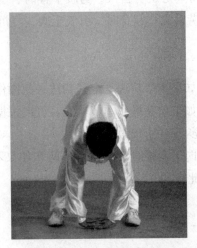

图 7 - 12 - 3　易筋经图 60

4. 仍保持弯腰姿势，再向前、左、右各推一下，头亦随之摇摆（图 7 - 12 - 4、7 - 12 - 5）。

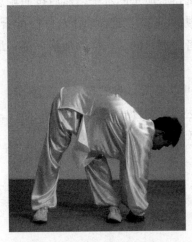

图 7 - 12 - 4　易筋经图 61

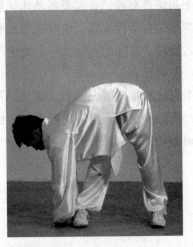

图 7 - 12 - 5　易筋经图 62

5. 再缓缓伸腰，两掌同时上提，双掌松开（图7－12－6）。

6. 放松肢体，恢复到预备姿势。

二、调息操作要点

1. 调身操作第1~2步，采用自然呼吸。

2. 调身操作第3~4步，缓缓呼气，因为要向多个方向推，故如果有憋气感时，则仍采用自然呼吸。

3. 调身操作第5步，缓缓吸气。

三、调心操作要点

意守掌心的劳宫穴，弯腰下推时，引导内气由胸至双手劳宫穴；起身时，引气至腹，气沉丹田。

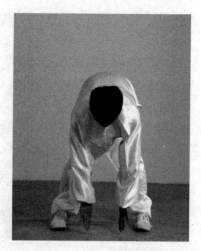

图7－12－6　易筋经图63

四、操作强度

1. 如果本节功法与全套功法一起操作，一般情况，左右交替各操作3次。

2. 如果单独操作本节功法，可以根据自身状况，按照3、6、9、12的次数递增运动量，最多不超过12次。

3. 向下弯腰时量力而行，两掌如果不能及地，达到锻炼目的即可。患有脑血管病者慎做此势。

第十三节　三调合一操作

易筋经属内外兼修的功法，若要达到三调合一的境界，可以应用合并法，也可以应用引申法。

对于初练者而言，首先要将动作练熟，达到得心应手的水平，然后按照调息操作步骤，适当地结合动作训练，使呼吸与动作逐渐协调起来。随着动作与呼吸配合一致后，慢慢加入意境、意守的内容，一旦意念与前二者能够协同了，继续加强训练，最终达到三调合一的境界。

对于有练功基础的人而言，训练易筋经，可以根据自身的擅长，或动作，或呼吸，或意念，找到一个切入点，加强训练，也可以达到三调合一的境界。一般而言，易筋经毕竟属动功功法，从调身入手，不乏是一个比较好的途径。

第八章　保健功

保健功是"自摩自捏"的引导法，由全身自上而下的自我按摩操作组成。其动作缓和柔韧，男女老少皆宜，既有保健作用，又可以防治疾病。实训过程中，可以根据实际情况，选择使用其中一节或几节功法进行训练。

第一节　静　坐

一、调身操作要点

1. 选择坐式的姿势操作，如平坐式、盘坐式、靠坐式，此处以盘坐式为例（图 8 - 1 - 1）。

2. 两目轻闭，舌抵上腭，两齿轻叩，两唇轻闭，下颌微收，面带微笑（图 8 - 1 - 2）。

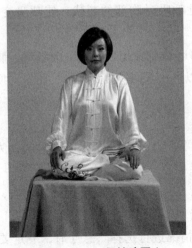 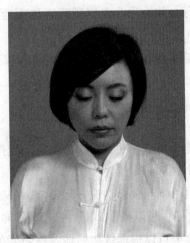

图 8 - 1 - 1　保健功图 1　　　　　　图 8 - 1 - 2　保健功图 2

3. 颈项部放松，含胸拔背，竖腰松胯，两膝关节尽量与坐具接触（图 8 - 1 - 3）。

4. 松肩，垂肘，两手掌心向下，置于两腿膝关节上（图 8 - 1 - 4）。

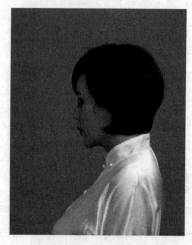
图8-1-3　保健功图3

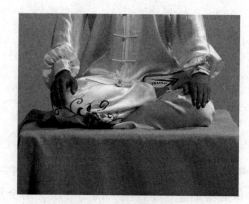
图8-1-4　保健功图4

二、调息操作要点

1. 先采用自然呼吸的方法，使身体放松，呼吸平稳，心情平静。

2. 当身体能够放松后，慢慢改变呼吸的频率、幅度、深度和节律，使呼吸变得慢细匀长。

3. 当呼吸变得慢细匀长后，可以在呼吸的同时，体会或感觉腹前壁与呼吸的配合，慢慢向腹式呼吸过渡。

三、调心操作要点

1. 先采用放松功的三线放松法，从上向下逐渐放松。具体参见放松功。

2. 身心放松后，意守呼吸，先用意念感觉呼吸时胸部的起伏，使呼吸变得平稳、柔细、深长。

3. 继续意守呼吸，使呼吸运动与腹前壁的运动配合起来，随缓缓吸气，腹前壁慢慢隆起；随缓缓呼气，腹前壁慢慢回收。也可以进一步向逆腹式呼吸、胎息转换。

四、操作强度

1. 静坐与全套功法或部分功法一起操作，可静坐30~50个呼吸的时间，为以下的功法练习做好准备。

2. 也可不与全套功法一起操作，单独操作，初练者一般静坐15分钟左右，随着练功时程增加，可以操作20分钟、30分钟、60分钟。

3. 坐姿可以根据练功场地及练习者的身体情况进行选择。意守时，一定要"轻"，做到"似守非守"，不可刻意。

第二节 鼻 功

一、调身操作要点

1. 可选用适宜的姿势，如坐、卧、立等姿势。

2. 两食指微屈，用食指的远端指腹，上下交替抹搓鼻翼两侧9~18次（图8-2-1）。

3. 再以食指的指尖，点按鼻翼两侧的迎香穴1~2分钟（图8-2-2）。

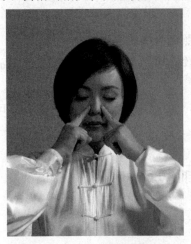 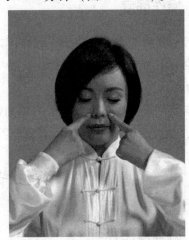

图8-2-1 保健功图5　　　　　图8-2-2 保健功图6

4. 用右手或左手的拇指与食指，夹持住鼻根，从上向下摩揉整个鼻翼2~3分钟（图8-2-3）。

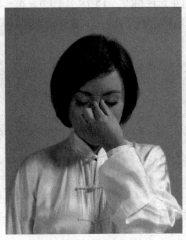

图8-2-3 保健功图7

二、调息操作要点

1. 抹搓鼻翼时，向上操作时配合吸气；向下操作时配合呼气。

2. 点按迎香穴时，向下点按时配合吸气；松力时配合呼气。

3. 摩揉全鼻时，采用自然呼吸即可。

三、调心操作要点

意念与操作手法一致，手到心到，以手代针，意念灌注到操作的手指端。

四、操作强度

1. 与全套功法或部分功法一起操作，可按照调身操作要点的频次操作。

2. 也可不与全套功法一起操作，若单独操作，可适当提高操作次数，以局部发热、不损伤为度。

3. 本节可改善呼吸道、鼻腔内的血液循环，加强上呼吸道的抗病能力，可防治感冒及鼻炎。故有以上疾患者，可着重练习。

第三节　目　功

一、调身操作要点

1. 可选用适宜的姿势，或坐、或卧、或立等姿势。

2. 闭目，微屈拇指，以拇指螺纹面沿眉弓，由内向外轻推 9~18 次（图 8-3-1）。

3. 再沿着外眼眶，由上向下轻推 9~18 次（图 8-3-2）。

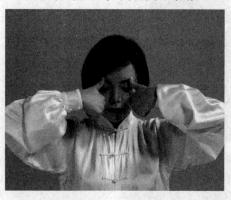　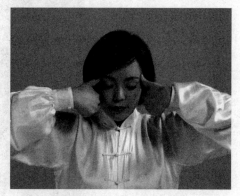

图 8-3-1　保健功图 8　　　　图 8-3-2　保健功图 9

4. 两手互搓至热，用温热的手心熨眼珠 3 次（图 8-3-3）。

5. 用两手食指指腹点揉"睛明""鱼腰""瞳子髎""承泣"等穴，每穴各 1~2 分钟（图 8-3-4）。

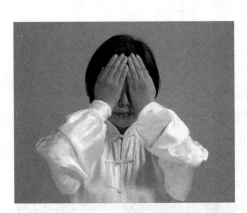

图 8-3-3 保健功图 10

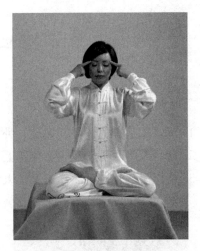

图 8-3-4 保健功图 11

6. 眼球顺时针、逆时针旋转各 9~18 次，轻轻睁开双眼，由近至远眺望远处的绿色标的物。

二、调息操作要点

1. 调身操作第 1~3 步、第 6 步，采用自然呼吸。

2. 热熨眼球时，配合做 3 个深长息。

3. 点按穴位时，向下点按时配合吸气；松力时配合呼气。

三、调心操作要点

意念与操作手法一致，手到心到，以手为针，意念灌注到操作的手指和被操作的部位。眺望远处时，则要心目远眺，使目光推远。

四、操作强度

1. 与全套功法或部分功法一起操作，可按照调身操作要点的频次操作。

2. 也可不与全套功法一起操作，若单独操作，可适当提高操作次数，以局部发热、不损伤为度。

3. 旋转眼球速度要慢，旋转次数由少渐多，刚开始练习时不一定要达到规定的次数，否则部分练习者可有目胀、头昏、呕吐等反应。

4. 可改善眼部血液循环，加强眼肌的活动能力与神经调节能力，调肝明目、增进视力、防治目疾。故有以上疾患者，可着重练习。

第四节 擦 面

一、调身操作要点

1. 可选用适宜的姿势，如坐、卧、立等姿势。

2. 闭目，将两手掌互搓至热，上下、左右反复搓前额，至发红发热（图 8-4-1）。

3. 将两手掌互搓至热，上下搓太阳穴至耳前面颊侧面，至发红发热（图 8-4-2）。

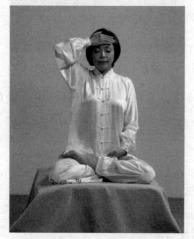 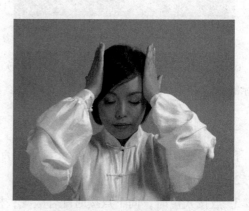

图 8-4-1　保健功图 12　　　　　　　　图 8-4-2　保健功图 13

4. 将两手掌互搓至热，上下搓眶下至下颌的面颊部，至发红发热（图 8-4-3）。

5. 将两手掌互搓至热，以鼻为界限，双手掌顺时针、逆时针交替，围绕眼眶搓整个面部，至前额发红发热（图 8-4-4）。

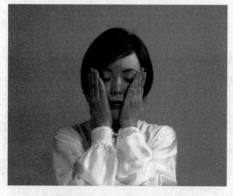 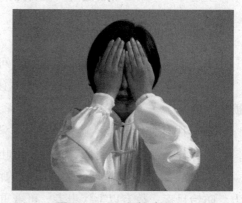

图 8-4-3　保健功图 14　　　　　　　　图 8-4-4　保健功图 15

6. 两拇指顺时针与逆时针交替，按揉印堂穴、阳白穴、太阳穴，每穴 1 分钟（图 8-4-5、8-4-6、8-4-7）。

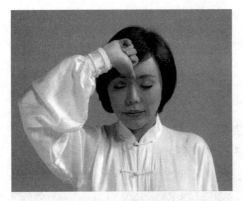

图8-4-5 保健功图16

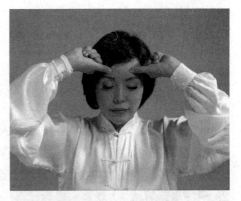

图8-4-6 保健功图17

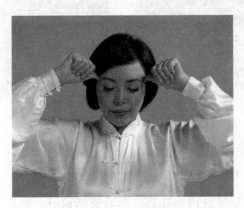

图8-4-7 保健功图18

二、调息操作要点

1. 调身操作第1~5步，采用自然呼吸。

2. 调身操作第6步，按揉穴位时，向下点按时配合吸气；松力时配合呼气。

三、调心操作要点

意念与操作手法一致，手到心到，意想双掌之热深透入面部，热感蒸腾，温煦笼罩头面部。

四、操作强度

1. 与全套功法或部分功法一起操作，可按照调身操作要点的要求与频次操作。

2. 也可不与全套功法一起操作，若单独操作，可适当提高操作次数，以面部发热发红、不损伤皮肤为度。

3. 本节可以改善面部血液循环，长年坚持可使面色红润，皱纹少生，具有美容作用。

<h1>第五节　耳　功</h1>

一、调身操作要点

1. 可选用适宜的姿势，如坐、卧、立等姿势。

2. 用双手拇指从上向下，慢慢揉捏耳郭3分钟（图8-5-1）。

3. 两手交替，经头顶拉扯对侧耳郭上部，各9~18次（图8-5-2）。

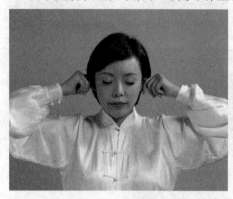 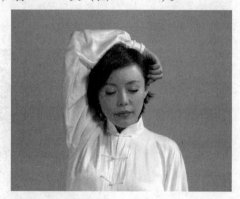

图8-5-1　保健功图19　　　　　　　　图8-5-2　保健功图20

4. 两手大鱼际压在耳屏处堵塞耳道，然后突然放开，如此反复按放9次（图8-5-3）。

5. 两手鱼际将耳郭折返，堵住外耳道，手指自然位于后脑枕部，此时用食指稍稍用力按压中指，并顺势滑下弹击后脑枕部24次，可听到"隆隆"的声响，古称鸣天鼓（图8-5-4）。

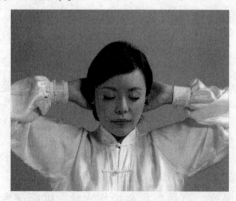 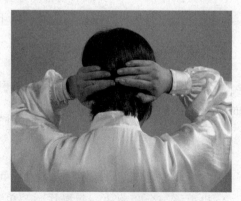

图8-5-3　保健功图21　　　　　　　　图8-5-4　保健功图22

6. 双手中指与无名指分别置于耳前、耳后，上下反复搓动，至耳内发热为度（图8-5-5）。

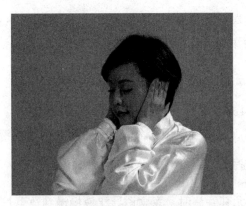

图 8 − 5 − 5 保健功图 23

二、调息操作要点

1. 调身操作第 1~2 步、第 5~6 步，采用自然呼吸。

2. 调身操作第 3 步，提耳时配合吸气；松耳时配合呼气。

3. 调身操作第 4 步，堵塞耳道时配合吸气；突然放开时配合呼气。

三、调心操作要点

意念与操作手法一致，手到心到，意想气入双耳内，环流畅通。

四、操作强度

1. 与全套功法或部分功法一起操作，可按照调身操作要点的要求与频次操作。

2. 也可不与全套功法一起操作，若单独操作，可适当提高操作次数，以耳部及周围发热、不损伤皮肤为度。

3. 鸣天鼓可给大脑以温和刺激，能调节中枢神经，长期坚持对防治头晕头痛、耳鸣耳聋及老年性健忘、痴呆有一定作用。

4. 按放耳道造成耳道内压力的变化，对增强耳膜弹性，防止耳膜内陷有较好的作用，操作时，两手掌一定要稍用力压住两耳，堵住外耳道，方能产生较好的效果。

第六节 口 功

一、调身操作要点

1. 可选用适宜的姿势，如坐、卧、立等姿势。

2. 叩齿：上下牙轻叩 36~72 次。

3. 搅舌：古称赤龙搅海，用舌在口腔内壁与牙齿之间顺时针、逆时针各旋转 9~18 次。产生津液暂不下咽，接下势。

4. 鼓漱：将产生的津液，如漱口一样鼓漱 18~36 次，接下势。

5. 吞津：再将口内津液分 3 次缓缓咽下。

二、调息操作要点

1. 调身操作第 1~4 步，采用自然呼吸。

2. 调身操作第 5 步，配合吞津做 3 个深长息，呼气时将津液缓缓咽下。

三、调心操作要点

意念与操作一致，尤其吞津时，意念诱导津液慢慢到达下丹田。

四、操作强度

1. 与全套功法或部分功法一起操作，可按照调身操作要点的要求与频次操作。

2. 也可不与全套功法一起操作，若单独操作，可适当提高操作次数，以面部放松、口腔舒适为度。

3. 叩齿时可先叩门齿，再叩大齿，也可以同时一起叩。搅舌时，次数由少到多，不可强求一次到位，尤其是对高龄有中风先兆者，由于舌体较为僵硬，搅舌较困难，故更应注意。可先搅 3 次，再反向 3 次，逐渐增加以能承受为度。鼓漱动作，不论口中是否有津液，都须做出津液很多状的鼓漱动作。

4. 此法可益肾固本，引津上潮，健脾益气，滋阴柔肝。肾主骨，齿为骨之余。常叩齿可益肾固本；搅舌后令口内津液增多，开口于口腔的消化腺（下颌下腺、舌下腺、腮腺等）分泌功能增强，促进食物的消化吸收。

第七节 项 功

一、调身操作要点

1. 可选用适宜的姿势，如坐、立等姿势。

2. 两手十指交叉，抱于后枕部，两手与项部缓缓对抗争力，前俯、后仰 3~9 次（图 8-7-1、8-7-2）。

3. 以前臂运动带动两掌，两掌根部着力，叩击项部 3~9 次（图 8-7-3、8-7-4）。

4. 以两掌大鱼际揉按风池穴，顺、逆时针交替操作各 3 分钟（图 8-7-5）。

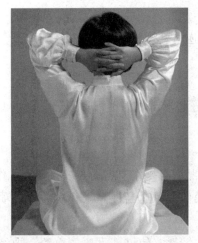

图8-7-1　保健功图24

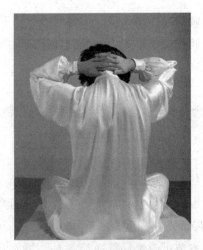

图8-7-2　保健功图25

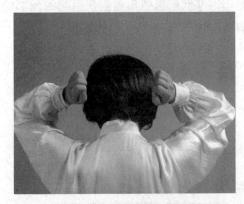

图8-7-3　保健功图26

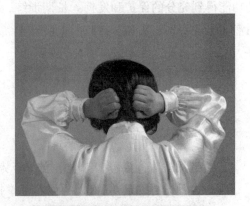

图8-7-4　保健功图27

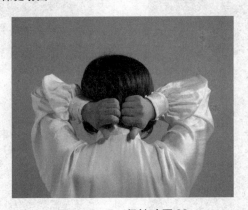

图8-7-5　保健功图28

二、调息操作要点

1. 调身操作第1步，采用自然呼吸。

2. 调身操作第2步，前俯时呼气，后仰时吸气。

3. 调身操作第 3 步，抬臂时吸气，叩击时呼气。

4. 调身操作第 4 步，顺时针揉按时吸气，逆时针揉按时呼气。

三、调心操作要点

意念与操作一致，手到意到，力量深透，意想项部气血上下贯通。

四、操作强度

1. 与全套功法或部分功法一起操作，可按照调身操作要点的要求与频次操作。

2. 也可不与全套功法一起操作，若单独操作，可适当提高操作次数，以项部肌群放松、局部发热为度。

3. 本节可改善局部血液循环，增强项部柔韧性，使该部重要的血管、神经和颈椎的功能得到充分的保护和发挥。长期训练，对于因寒邪郁遏或负重损伤引起的颈部经脉阻滞而出现头昏、头痛、目眩、上肢麻木、肩背酸痛等有较好的防治作用。

第八节　揉　肩

一、调身操作要点

1. 可选用适宜的姿势，如坐、立等姿势。

2. 以左手掌揉右肩 18 次，再以右手掌揉左肩 18 次（图 8 - 8 - 1、8 - 8 - 2）。

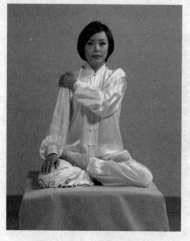 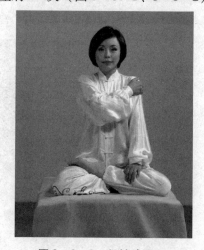

图 8 - 8 - 1　保健功图 29　　　　　图 8 - 8 - 2　保健功图 30

3. 以左手拇指或掌根部与余四指捏拿对侧肩井 18 次，交换用右手捏拿对侧肩井 18 次（图 8 - 8 - 3）。

4. 肩关节按照前→上→后→下的方向旋转 9～18 次，再反向旋转 9～18 次（图 8 - 8 - 4）。

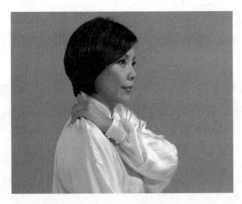

图8-8-3 保健功图31

5. 两臂外展、上举，至头顶的高度，掌心向上十指交叉，向上牵拉肩关节，然后，松手下落，反复操作9~18次（图8-8-5）。

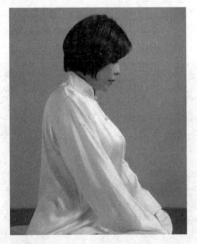

图8-8-4 保健功图32

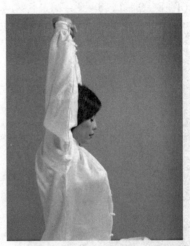

图8-8-5 保健功图33

二、调息操作要点

1. 调身操作第1~3步，采用自然呼吸。
2. 调身操作第4步，肩关节有上提趋势时吸气，有下落趋势时呼气。
3. 调身操作第5步，向上牵拉肩关节时吸气，松手下落时呼气。

三、调心操作要点

意念与操作一致，手到意到，力量深透，意想肩关节温暖放松、气血贯通。

四、操作强度

1. 与全套功法或部分功法一起操作，可按照调身操作要点的要求与频次操作。
2. 也可不与全套功法一起操作，若单独操作，可适当提高操作次数，以肩关节周围放松、三角肌松软为度。

3. 肩关节旋转时，两侧操作频次要相同，有创伤性肩关节病变，如骨折、脱位者，不可操作本节。

4. 本节可改善局部血液循环，增强肩关节部柔韧性，能够疏通经脉、调畅枢机，对促进肩关节的血液循环，改善关节的功能有较好的作用，能防治肩关节疾病。

第九节　夹　脊

一、调身操作要点

1. 可选用适宜的姿势，如坐、立等姿势。

2. 两手轻握拳，上肢弯曲，肘关节呈 90°，前后交替摆动各 18 次，带动肩背部肌群运动（图 8 - 9 - 1、8 - 9 - 2）。

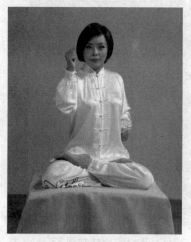
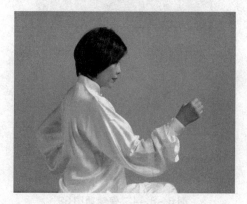

图 8 - 9 - 1　保健功图 34　　　　　　图 8 - 9 - 2　保健功图 35

3. 两臂微屈，向前上方划弧外展，使胸部微挺，带动背部胸椎，向前上方伸展，操作 9 ~ 18 次（图 8 - 9 - 3、8 - 9 - 4）。

4. 左手抱持右肩，右手抱持左肩，两肘在胸前交叉重叠，两肘同时用力向上提拉，同时使上身后仰，以向后上方牵动胸椎，操作 9 ~ 18 次（图 8 - 9 - 5、8 - 9 - 6）。

二、调息操作要点

1. 调身操作第 1 ~ 2 步，采用自然呼吸。

2. 调身操作第 3 步，两臂外展、胸椎伸展时吸气，回落时呼气。

3. 调身操作第 4 步，向上牵拉胸椎时吸气，肘关节下落时呼气。

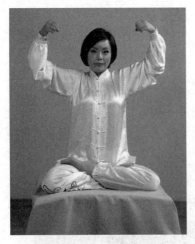

图8-9-3 保健功图36

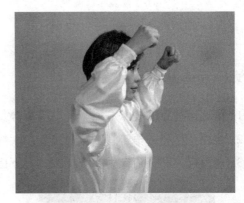

图8-9-4 保健功图37

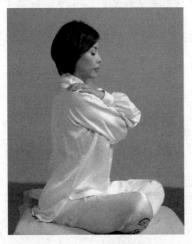

图8-9-5 保健功图38

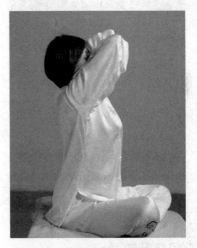

图8-9-6 保健功图39

三、调心操作要点

意念与操作一致，意守背部脊柱，随肢体运动，放松伸展，力点在胸椎。

四、操作强度

1. 与全套功法或部分功法一起操作，可按照调身操作要点的要求与频次操作。

2. 也可不与全套功法一起操作，若单独操作，可适当提高操作次数，以背部肌群放松为度。

3. 所有肢体运动的支点要落至胸椎，动作轻柔，不可强力操作，须在放松的基础上操作。

4. 本节可增强肩关节及胸背部肌肉的活动，改善血液循环。疏通十二经脉及任、督脉的经气，增强内脏功能，可防治肩关节、胸腰椎病变及内脏疾病。但有强直性脊柱炎等骨质严重病变者，不可操作此节。

第十节　搓　腰

一、调身操作要点

1. 可选用适宜的姿势，如坐、立等姿势。

2. 将两手搓热，捂于双侧肾俞穴上，大约 3 分钟（图 8 - 10 - 1）。

3. 以命门穴和肾俞穴为中心搓腰，上下搓 18 次，左右搓 18 次（图 8 - 10 - 2）。

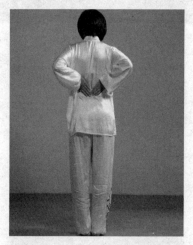 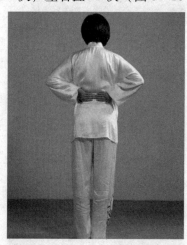

图 8 - 10 - 1　保健功图 40　　　　　图 8 - 10 - 2　保健功图 41

二、调息操作要点

1. 调身操作第 1、3 步，采用自然呼吸。

2. 调身操作第 2 步，采用顺腹式呼吸。

三、调心操作要点

意守命门穴，使双掌热感深透入腰，温煦两肾，孕育生机。

四、操作强度

1. 与全套功法或部分功法一起操作，可按照调身操作要点的要求与频次操作。

2. 也可不与全套功法一起操作，若单独操作，可适当提高操作次数，以局部发热、不损伤皮肤为度。

3. 本节可壮腰健肾、防治腰脊疼痛及痛经、闭经等病症。操作时，应先捂肾俞，再上下、左右搓腰部。

第十一节　织布式

一、调身操作要点

1. 选用伸脚坐姿势。双膝并拢，足尖向上，两手心向前，指尖相对，十指交叉（图8-11-1）。

2. 上身缓缓前俯，尽量向两腿靠拢，同时两手前伸，推向足尖，保持此状态大约10秒钟（图8-11-2）。

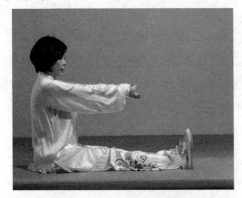

图8-11-1　保健功图42

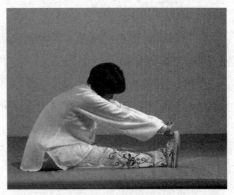

图8-11-2　保健功图43

3. 以腰的力量带动身体，缓缓恢复到伸脚坐姿势，同时两手随之收回，翻掌掌心向内（图8-11-3）。

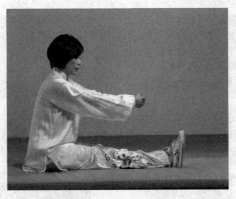

图8-11-3　保健功图44

4. 重复以上动作，往返操作36次。

二、调息操作要点

1. 调身操作第1步，采用自然呼吸。

2. 调身操作第2步，缓缓呼气，腹前壁慢慢回收。

3. 调身操作第3步，缓缓吸气，腹前壁慢慢隆起。

三、调心操作要点

意守腰部脊柱，力量的支点在腰骶部，感觉以腰的能动性指挥肢体运动，肢体运动的力点最后要落到腰骶部。

四、操作强度

1. 与全套功法或部分功法一起操作，可按照调身操作要点的要求与频次操作。

2. 也可不与全套功法一起操作，若单独操作，可适当提高操作次数，以腰骶部酸胀、放松为度。

3. 本节初练时可自然呼吸，待动作熟练后再配合腹式呼吸。前推幅度可从小到大，不必一步到位，以免拉伤腰部肌肉。动作往返应以腰带动手，而不是以手带动腰。

4. 腰部的前俯和回正，使腰背肌群充分地舒缩，配合呼吸调节交感神经的兴奋性，从而改善血液循环，加强组织代谢，对多种原因引起的腰背痛有较好的防治作用。

第十二节　和带脉

一、调身操作要点

1. 采用自然盘坐，两手掌虎口分开，卡到髂嵴上方，肘关节外撑（图8-12-1）。

2. 上身左俯前倾，右转后仰，旋转18周（图8-12-2）。

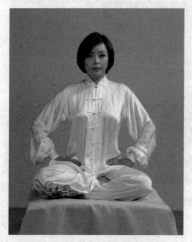 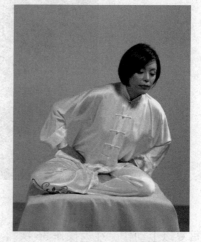

图8-12-1　保健功图45　　　　图8-12-2　保健功图46

3. 再右俯前倾，左转后仰，旋转18周（图8-12-3）。

4. 双手相对用力于侧腹部，挤压、松弛交替操作9~18次（图8-12-4）。

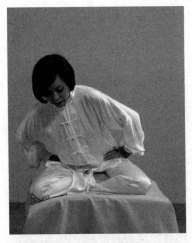
图 8 - 12 - 3　保健功图 47

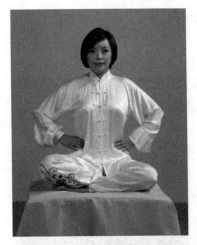
图 8 - 12 - 4　保健功图 48

二、调息操作要点

1. 调身操作第 1 步，采用自然呼吸。

2. 调身操作第 2、3 步，俯身状态时呼气，后仰状态时吸气。

3. 调身操作第 3 步，挤压时吸气，松弛时呼气。

三、调心操作要点

意守环腰一周的带脉，力量的支点在侧腹部，感觉上身环转运动，带动了带脉的气血循经而动，周流不息，束缩腰际。

四、操作强度

1. 与全套功法或部分功法一起操作，可按照调身操作要点的要求与频次操作。

2. 也可不与全套功法一起操作，若单独操作，可适当提高操作次数，以侧腹部放松、向内收紧为度。

3. 本节可先采用自然呼吸，动作熟练后再配合腹式呼吸。

4. 通过腰部的旋转的俯仰，使胸、腰椎、腰背和腹部肌肉及胸腹腔内脏器得到较全面的张弛锻炼；使十二经脉、奇经八脉尤其是带脉、任脉、督脉得到调整和疏通。故可调畅气血、强腰固肾、调和带脉，防治腰背痛及内脏疾患。

第十三节　搓尾闾

一、调身操作要点

1. 选用自然式站桩。

2. 两手后伸，突出食指和中指，将食指和中指并拢，置于骶尾骨处（图 8 - 13 - 1）。

3. 上下搓尾间两侧各 36 次（图 8 - 13 - 2）。

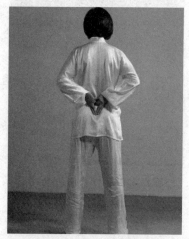 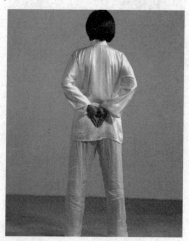

图 8 - 13 - 1　保健功图 49　　　　　图 8 - 13 - 2　保健功图 50

4. 中指点按长强穴 1 分钟（图 8 - 13 - 3）。

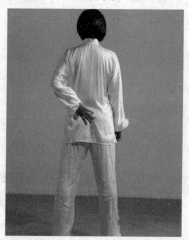

图 8 - 13 - 3　保健功图 51

二、调息操作要点

1. 调身操作第 1~3 步，采用自然呼吸。

2. 调身操作第 4 步，点按时呼气，放松时吸气。

三、调心操作要点

意守长强穴，内气贯于食指、中指，导入长强穴，引导内气上行骶尾骨，热感深透。

四、操作强度

1. 与全套功法或部分功法一起操作，可按照调身操作要点的要求与频次操作。

2. 也可不与全套功法一起操作，若单独操作，可适当提高操作次数，以骶尾骨部发热为度。

3. 本节可通督益肾，疏通肾经、督脉经气，刺激肛门周围神经，改善肛周血循，防治痔疮、脱肛及妇科盆腔疾病。

第十四节　擦丹田

一、调身操作要点

1. 选用自然式站桩或仰卧式。

2. 两手搓热，右手心捂于右下肢相当于耻骨结节外上，距正中线约 6.7cm 的气冲穴处，左手置于右下腹部（图 8 - 14 - 1）。

3. 左手掌心沿大肠蠕动方向绕脐做圆周运动，即右下腹→右上腹→左上腹→左下腹→右下腹，如此周而复始 100 次（图 8 - 14 - 2）。

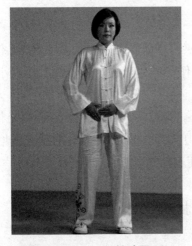 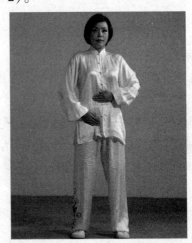

图 8 - 14 - 1　保健功图 52　　　　图 8 - 14 - 2　保健功图 53

4. 再搓热两手，以左手捂右下腹，右掌搓丹田 100 次（图 8 - 14 - 3）。

5. 双手掌重叠（男子左手在下，女子右手在下），置于小腹部，轻轻按压，一起一落（图 8 - 14 - 4）。

二、调息操作要点

1. 调身操作第 1~2 步，采用自然呼吸。

2. 调身操作第 3、4 步，采用顺腹式呼吸。

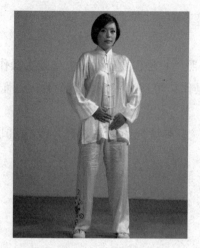 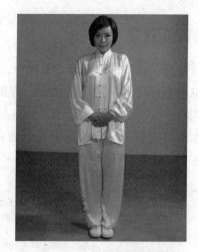

图 8 - 14 - 3　保健功图 54　　　　　　　图 8 - 14 - 4　保健功图 55

3. 调身操作第 5 步，按压时呼气，放松时吸气。

三、调心操作要点

意守丹田，使双掌之热感深透入腹，随手掌摩动，内气在腹部亦顺时针、逆时针环转运动。

四、操作强度

1. 与全套功法或部分功法一起操作，可按照调身操作要点的要求与频次操作。

2. 也可不与全套功法一起操作，若单独操作，可适当提高操作次数，以小腹部发热为度。

3. 男性练习者可改为一手用掌心托兜住同侧阴囊，另一手搓丹田，两手交替操作。

4. 本节可健脾益气，柔肝补肾。可增强内脏活动，改善腹部血液循环，增强肠蠕动，有助于消化，防止腹胀、腹痛、便秘、小便不利等。

第十五节　揉　膝

一、调身操作要点

1. 取平坐位，两膝关节自然屈曲（图 8 - 15 - 1）。

2. 两手心搓热，捂于两膝头，反复操作 20 ~ 30 次（图 8 - 15 - 2、8 - 15 - 3）。

3. 两手握持髌骨，缓缓揉动两膝关节，顺时针与逆时针交替，各 100 次（图 8 - 15 - 4）。

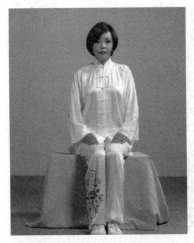

图 8 - 15 - 1　保健功图 56

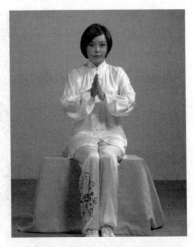

图 8 - 15 - 2　保健功图 57

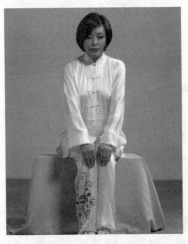

图 8 - 15 - 3　保健功图 58

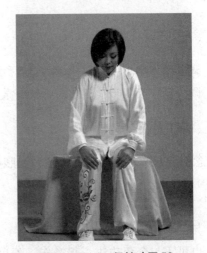

图 8 - 15 - 4　保健功图 59

4. 中指点揉血海穴、梁丘穴、足三里穴、阴陵泉穴，每穴 1 分钟（图 8 - 15 - 5、8 - 15 - 6、8 - 15 - 7）。

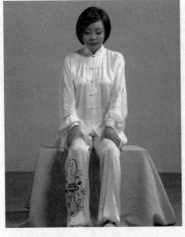

图 8 - 15 - 5　保健功图 60

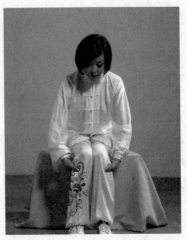

图 8 - 15 - 6　保健功图 61

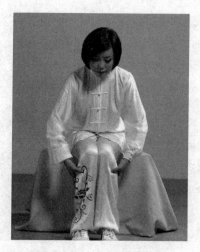

图 8 - 15 - 7　保健功图 62

二、调息操作要点

1. 调身操作第 1~3 步，采用自然呼吸。

2. 调身操作第 4 步，点按时呼气，放松时吸气。

三、调心操作要点

意念引导双掌之热感深透入膝，温煦关节，寒气沿小腿下行入地。

四、操作强度

1. 与全套功法或部分功法一起操作，可按照调身操作要点的要求与频次操作。

2. 也可不与全套功法一起操作，若单独操作，可适当提高操作次数，以膝关节发热、舒适为度。

3. 本节可疏经活血，柔筋健骨，有防治关节炎及抗衰老的作用。

第十六节　擦涌泉

一、调身操作要点

1. 取平坐位，两膝关节自然屈曲，脱去鞋袜，温水净足（图 8 - 15 - 1）。

2. 左腿翘到右膝上，左手握持住左脚背，从前向后，慢慢揉捏脚面，同时右手握持住左脚底，从前向后，慢慢揉捏足底，大约 3 分钟（图 8 - 16 - 1）。

3. 以涌泉穴为中心，前后方向，用右手拇指擦足心 100 次（图 8 - 16 - 2）。

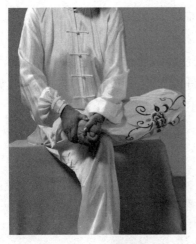

图 8 – 16 – 1 保健功图 63

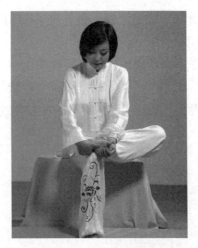

图 8 – 16 – 2 保健功图 64

4. 左腿放回原位，右腿翘到左膝上，重复第 2～3 步操作（图 8 – 16 – 3）。

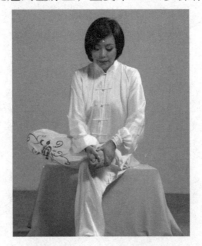

图 8 – 16 – 3 保健功图 65

二、调息操作要点

本节调息采用自然呼吸。

三、调心操作要点

意守涌泉穴，使热感深透入足，由涌泉穴缓缓上升至膝关节，两小腿温暖舒适。

四、操作强度

1. 与全套功法或部分功法一起操作，可按照调身操作要点的要求与频次操作。

2. 也可不与全套功法一起操作，若单独操作，可适当提高操作次数。擦涌泉穴时要稍用力，令脚掌发热为度。

3. 本节可交通心肾，使气血下行，防止高血压，消除头目眩晕，等等。

说明：

由于本套功法属自按自摩性质的保健型功法，一般作为其他功法的辅助内容，如"鼻功""口功""目功""擦面""搓腰""擦丹田"等，可作为其他功法在收势后恢复常态时使用，所以关于三调合一的操作这里就不再介绍了。

第九章　二十四式太极拳

　　20 世纪 50 年代，国家体育运动委员会组织专家在"杨式太极拳"的基础上，保留了太极拳的传统风貌，突出了太极拳的群众性和健身性，遵循简练、明确、易学、易练的原则，经过反复研究、整理而成的武术简化太极拳，共有 24 个动作，故又称"二十四式太极拳"。

　　该功法有以下特点：动作柔和均匀，姿势中正平稳，适用人群广泛，易于推广；全套 24 个动作，内容精炼，为传统套路的 1/4 ~ 1/3，适于在早操、工间操活动中开展；保留了传统太极拳的主要技术内容及基本动作要领，同时又避免了重复动作的现象；内容编排突破了固有程序，按着由简而繁、由易到难的原则，开始安排直进动作，其次安排后退和侧行动作，最后穿插蹬脚、下势、独立和复杂转折等动作，体现由浅入深，循序渐进的原则；努力做到锻炼全面而均衡，重点动作增加了左右势的对称练习。

第一节　起　势

一、调身操作要点

　　1. 左脚向左分开半步同肩宽，两臂自然下垂放于身体两侧（图 9 - 1 - 1、9 - 1 - 2）。

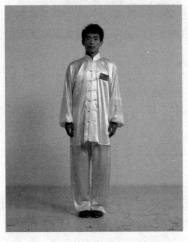 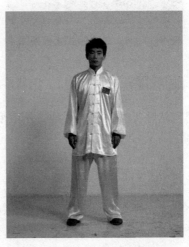

图 9 - 1 - 1　二十四式太极拳图 1　　　　图 9 - 1 - 2　二十四式太极拳图 2

2. 两臂慢慢向前平举，与肩同高，同宽，似直非直，肘关节微微的弯曲，掌心向下（图9-1-3）。两膝微屈下蹲不超过足尖。

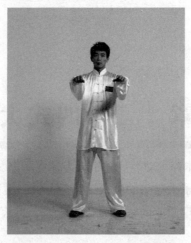

图9-1-3　二十四式太极拳图3

3. 两臂下按时，两肩下沉，两肘下垂，不可耸起。

4. 两目平视，头正颈松，下颌微内收，沉肩垂肘（图9-1-4、9-1-5）。

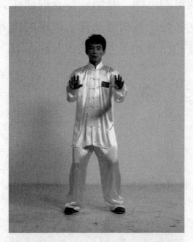 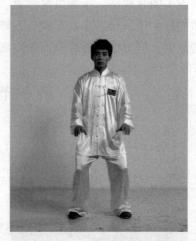

图9-1-4　二十四式太极拳图4　　　　图9-1-5　二十四式太极拳图5

二、调息操作要点

采用自然呼吸法，呼吸平稳，不改变呼吸频率，不可勉强憋气。逐渐将呼吸锻炼到深长呼吸。

三、调心操作要点

静心宁神，练拳时思想安静集中，初期用意念专心引导动作，逐渐锻炼动作与意念有机结合，一气呵成。

四、操作强度

1. 起势中的马步是太极拳的基本步型，开立步时要轻起轻落。先将重心移至右腿，左腿放松，而后轻轻提起左足跟，以不超过右脚的高度向左分开半步。落脚时前脚掌先着地，并且使脚尖朝向正前方，随之全脚掌逐渐踏实。

2. 手臂的前举和下按时，要缓慢、均匀，应逐渐体验逆水前进的感觉。

3. 手臂前举时，两手先在两腿外侧将掌心转向后方，随即再慢慢地向体前平举。

4. 两掌下按时要有主动下按的动作，按到两手与腹部同高时须展掌、舒指。

5. 上体要保持正直，脊背、臀部、足跟基本在同一垂线上。

第二节　左右野马分鬃

一、调身操作要点

1. 接起势，上身微向右转，重心移在右腿上。左腿微虚（图9-2-1）。

2. 右臂收回于右胸前平屈，掌心向下，距胸15~20cm。

3. 左手由体前向右划弧，放于右手下方，掌心向上，两手相对如抱球状，两手上下相距15~20cm。左足收到右脚的内侧，足尖点地，目视右手（图9-2-2）。

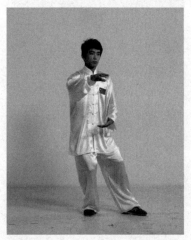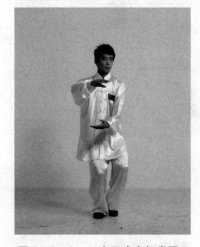

图9-2-1　二十四式太极拳图6　　　　图9-2-2　二十四式太极拳图7

4. 上身微向左转，左脚向左前方跨出一步，脚跟先轻轻的着地，重心向前移动到左脚成左弓，右腿自然蹬直（图9-2-3）。

5. 两手随腰部转动到自然分开，左手与眼同高，掌心斜向上，肘微屈。右手落于右胯旁。肘屈，掌心向下，指尖向前，目视左手（图9-2-4）。

6. 上身慢慢后坐，身体重心放在右腿上，左脚尖翘起微向外撇45°~60°角（图9-2-5）。

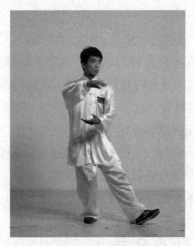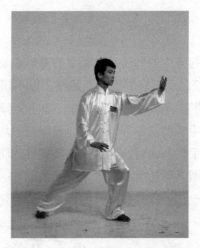

图 9 - 2 - 3　二十四式太极拳图 8　　　　图 9 - 2 - 4　二十四式太极拳图 9

7. 左脚掌慢慢踏实，重心再移至左腿上，右腿慢慢前蹬伸直，身体随之左转。左手掌心向下，右手掌心向上，向左上方划弧置于左手下，两手掌心相对成抱球状。右腿向右前方迈出，左腿自然伸直，呈右弓步，上身右转，两手随转身慢慢分开，做右野马分鬃（图 9 - 2 - 6）。

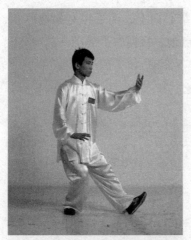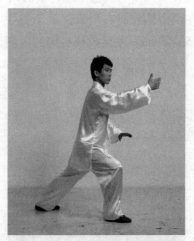

图 9 - 2 - 5　二十四式太极拳图 10　　　　图 9 - 2 - 6　二十四式太极拳图 11

二、调息操作要点

采用自然呼吸法，呼吸平稳，不可憋气，开始不改变呼吸频率，逐渐将呼吸锻炼至深匀自然。

三、调心操作要点

宁神静心，练拳时思想安静集中。初期用意念引导动作，逐渐锻炼动作与意念有机结合，身随心转，一气呵成。

四、操作强度

1. 转体和抱手的动作要同时进行，在转体腰部带动下，整套动作协调一致。

2. "抱球"时两臂的动作要松而不软，右臂呈弧形，高与肩平，肩部放松，肘略低于肩，腕略低于手，五指微屈，自然分开，前臂与胸部之间的距离一般保持20～30cm。左臂的划弧，除手掌走弧形外，还要伴随着前臂的旋转，左臂定势时也要呈弧形。

3. 重心移在右腿时，初练者可以左脚收到右脚内侧，脚尖点地，左腿只起辅助支撑的作用；动作熟练之后，左脚向右脚内侧回收，脚尖不再点地。

4. 左脚上步时要脚跟先着地。太极拳的步法，均要求一腿屈膝支撑身体，稳定重心，另一腿轻灵地迈出，不可落脚沉重、身体重心过早转移。弓步过程要由腰部旋转带动左腿屈弓和右腿后蹬，三者协调完成。

第三节 白鹤亮翅

一、调身操作要点

1. 上身微向左转，左手掌心向下，左臂平屈胸前（图9-3-1）。右手向上划弧，掌心转向上，与左手呈抱球状，目视左手。

2. 右足跟进半步，身体微后坐，重心移至右腿上，身体先向右转，面向右前方，目视右手（图9-3-2）。

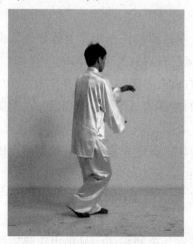 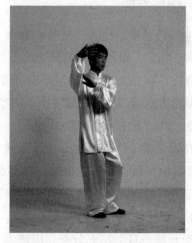

图9-3-1 二十四式太极拳图12　　图9-3-2 二十四式太极拳图13

3. 左脚稍前移，足尖点地，呈左虚步，身体再微向左转，面向前方。两手慢慢分开，右掌上提至额前，掌心向左前方；左手落于左胯前，掌心向下，指尖向前，两目平视（图9-3-3）。

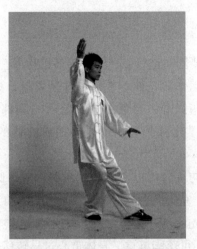

图 9 – 3 – 3　二十四式太极拳图 14

二、调息操作要点

采用自然呼吸法，不可憋气，呼吸平稳，但不改变呼吸频率。逐渐将呼吸锻炼到深匀自然的状态。

三、调心操作要点

练拳时思想安静集中，静心宁神，初期用意念引导动作，逐渐锻炼到动作与意念协调一致，一气呵成。

四、操作强度

1. 本势的纳步是虚步，步法是跟步。虚步应做到规格正确，上体松正，两腿虚实分明，重心稳定。跟步时应先移动重心，轻轻提起右脚向前跟进半步。落脚时与左脚距离约一脚长，重心慢慢后移，右脚逐渐踏实，右腿由虚变实，支撑身体大部分体重，最后将左脚轻缓地前移，调整成左脚前脚掌着地的左虚步。整个过程要求步法轻灵，重心移动平稳，两腿虚实转换清楚。

2. 在做上述步法转换时，应注意腰部的旋转，保证全身动作协调完整。即右脚前跟时，腰部微左转；身体后坐时，腰部微右转；最后调整步型时，身体再转向正前方。眼神要与手的运动协调配合，跟步抱手时眼看左手；后坐转体时，向右转看右手；最后上体转正，眼平视前方。

3. 随着两手右上左下分开，应注意顶头竖脊，全神贯注，显示出定势时的沉着与稳定。

第四节　左右搂膝拗步

一、调身操作要点

1. 右手从体前下落，由下向后上方划弧至右肩外，手与耳同高，掌心斜向上方。左手由左下向上，向右划弧至右胸前，掌心斜向下（图9-4-1、9-4-2）。

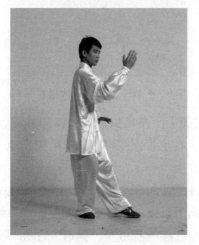　　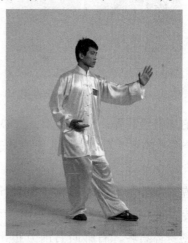

图9-4-1　二十四式太极拳图15　　　　图9-4-2　二十四式太极拳图16

2. 身体先微左转再向右转，左足收至右足的内侧，足尖点地，目视左手。

3. 上身左转，左足向前（偏左）迈出成左弓步。右手屈回，由耳侧向前推出，高与鼻尖平，左手向下左膝前搂过，落于左胯前，指尖向前，目视右手手指（图9-4-3、9-4-4、9-4-5、9-4-6）。

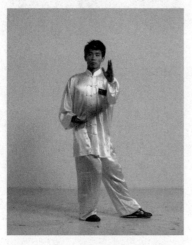　　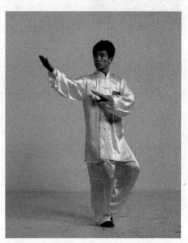

图9-4-3　二十四式太极拳图17　　　　图9-4-4　二十四式太极拳图18

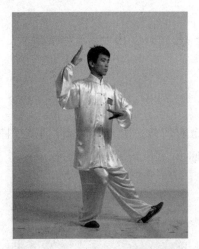

图9-4-5　二十四式太极拳图19

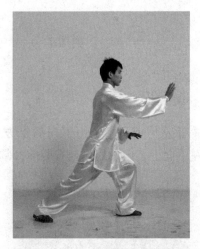

图9-4-6　二十四式太极拳图20

4. 右腿慢慢屈膝，身体后坐，重心移在右腿上。左足尖翘起，微向外撇，脚掌慢慢踏实，左腿前弓，身体左转，重心移至左腿。右足收到左脚内侧，足尖点地（图9-4-7）。

5. 左手向外翻掌由左后向上划弧至左肩外侧，肘屈，手与耳同高，手心斜向上。右手随转体向上向下划弧落于左腹前，手心斜向下目视左手（图9-4-8、9-4-9）。

6. 随身体右转，右脚向右前方迈出，重心右移呈右弓步，同时左手由耳侧推出，高与鼻尖平，右手向下从右膝前搂过，落于右胯前，指尖向前，目视左手，呈左搂膝拗步定势（图9-4-10）。

7. 右搂膝拗步操作同左，只是方向相反。

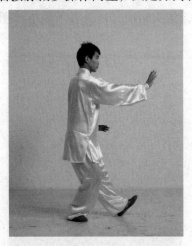

图9-4-7　二十四式太极拳图21

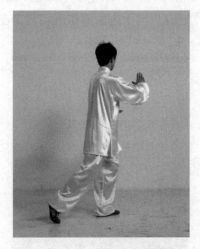

图9-4-8　二十四式太极拳图22

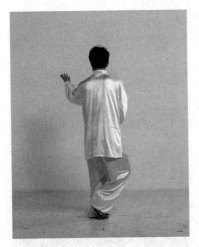 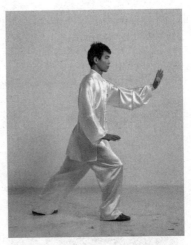

图 9-4-9 二十四式太极拳图 23　　　图 9-4-10 二十四式太极拳图 24

二、调息操作要点

采用自然呼吸法，不可憋气，呼吸平稳，不改变呼吸频率，逐渐将呼吸锻炼至深匀自然。

三、调心操作要点

练拳时思想安静集中，心静神宁，初期用意念引导动作，逐渐将动作与意念有机结合，一气呵成。

四、操作强度

1. 初学者或身体虚弱者在上步过程中，后脚收回支撑脚内侧，脚尖点地，当动作熟练以后，应取消脚尖点地这个环节，使后脚经支撑脚内侧时，不停不落连贯稳健地向前迈出。

2. 搂膝拗步转成弓步时，两足跟横向距离约 30cm。做到松腰松垮，沉肩垂肘，坐腕舒掌。

3. 前推、下搂的两掌和弓腿要同时到位，控制住弓腿和搂、推掌的速度，做到动作上下合拍，同步进行。

第五节　手挥琵琶

一、调身操作要点

1. 右脚跟进半步，身体后坐，重心移至右腿上，上身向右转（图 9-5-1）。

2. 左脚略提起稍向前移，变成左虚步，足跟着地足尖翘起，膝微屈。左手由左下向上挑起，高与鼻尖平，掌心向右，臂微屈（图9－5－2）。

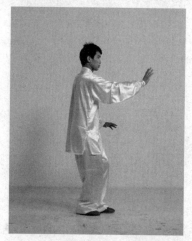 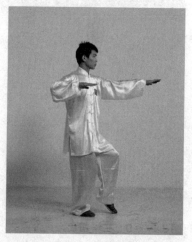

图9－5－1　二十四式太极拳图25　　　图9－5－2　二十四式太极拳图26

3. 右手收回放于左臂的肘部里侧，掌心向左，目视左手食指（图9－5－3）。

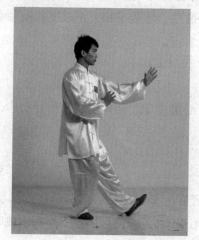

图9－5－3　二十四式太极拳图27

二、调息操作要点

采用自然呼吸法，呼吸平稳，不改变呼吸频率，不可憋气。逐渐将呼吸锻炼至深匀自然。

三、调心操作要点

练拳时思想安静集中，心静神宁，初期用意念引导动作，逐渐将动作与意念有机结合，合二为一，一气呵成。

四、操作强度

1. 注意身法、手法和步法的协调，防止动作生硬僵化。在做后坐引手动作时，以重心后坐和转体带动两臂的前摆和后引。在做两臂的合手和虚步时，要以身体的向左回转来协调上下肢动作。

2. 定势时，两臂半屈成弧，舒展圆满。同时还要顶头竖脊，松腰沉气，屈腿落胯，有沉稳、挺拔、饱满的气势。

第六节　左右倒卷肱

一、调身操作要点

1. 身体右转，右手翻掌心向上，经腹前向后上方划弧平举，臂微屈（图9-6-1）。

2. 左手随即翻掌向上，视线随着向右转体先向右看，再转向前方看左手（图9-6-2）。

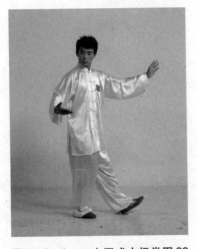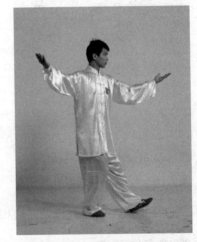

图9-6-1　二十四式太极拳图28　　　　图9-6-2　二十四式太极拳图29

3. 右臂屈肘折向前，右手由耳侧向前推出，掌心向前。左臂屈肘后撤，手心向上，撤至左肋外侧。同时左腿轻轻提起向后偏左退一步，脚掌先着地，全脚掌慢慢踏实，重心在左腿上右虚步，右足随转体以脚掌为轴扭正，目视右手（图9-6-3、9-6-4）。

4. 上身微左转，左手随转体向后方划弧平举，手心向上。右手随即翻掌，掌心向上。眼随转体先向左看，再转向前方看右手，同时右脚提起向右后方退步，身体随之右转，左手经耳侧平推出，右手回落至右肋外侧，右脚落实，左腿虚步（图9-6-5、9-6-6）。

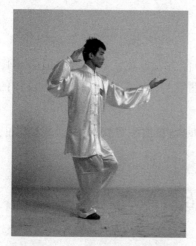

图 9 - 6 - 3　二十四式太极拳图 30

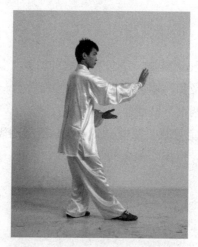

图 9 - 6 - 4　二十四式太极拳图 31

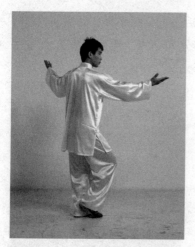

图 9 - 6 - 5　二十四式太极拳图 32

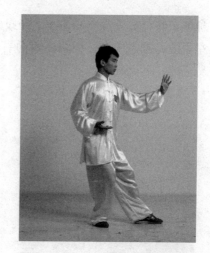

图 9 - 6 - 6　二十四式太极拳图 33

5. 右倒卷肱的操作同左，只是方向相反。

二、调息操作要点

采用自然呼吸法，呼吸平稳，不改变呼吸频率，不可憋气。逐渐将呼吸锻炼至深匀自然。

三、调心操作要点

练拳时思想安静集中，静心宁神，初期用意念引导动作，逐渐锻炼动作与意念有机结合，一气呵成。

四、操作强度

1. 步法是在虚步基础上的连续退步。重心要平稳，提腿时身体重心不要升高，落步时重心不可降低。身体不要在退步中出现明显的起伏现象。要做到"点起点落""轻起轻落",提脚时先提脚跟,落脚时先落脚掌(向前上步先落脚跟),不可平起平落;提脚时防止猛蹬急收,落脚避免沉重"砸夯"。

2. 卷肱动作要屈肘折臂,避免屈指卷腕,不可做成卷腕花。当推掌到顶点时,要有意识地坐腕、展掌、舒指,体现由虚到实的劲力变化。

3. 撤手时手要定弧线,不要直抽到胸前。两掌的推、撤要协调配合,在体前有一个两掌交错的过程,不要距离太远。

4. 眼神应随着转体先向侧看,再转看前手。

第七节　左揽雀尾

一、调身操作要点

1. 上身微右转,右手随转体向上方划弧平举,掌心向下。随身体右转,左手自然翻掌经腹前划弧至右肋前,手心向上。右臂屈肘,掌心转向下,放于右胸前,两手相对呈抱球状。重心落于右腿上,左脚收到右脚内侧,足尖点地,目视右手(图9-7-1、9-7-2)。

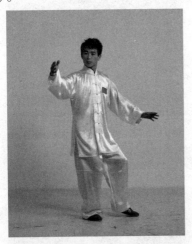 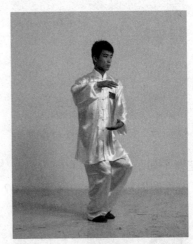

图9-7-1　二十四式太极拳图34　　　图9-7-2　二十四式太极拳图35

2. 上身微左转,左脚向左前方迈出。重心左移,上身继续左转,右腿自然蹬直,左腿屈膝,呈右弓步。左前臂向前方推出,高与肩平,手心向后。右手向右下落放于右胯旁,手心向下,指尖向前,目视左前臂(图9-7-3、9-7-4)。

3. 身体微左转,左手前伸翻掌向下。右手翻掌向上经腹前向上,向前伸至左前臂下方。两手下捋,上身向右转,两手经腹前向右后上方划弧,直至右手手心向上,高与肩平(图9-7-5、9-7-6)。

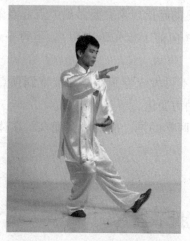

图 9 - 7 - 3　二十四式太极拳图 36

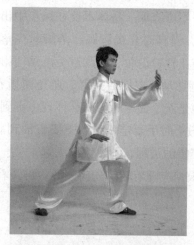

图 9 - 7 - 4　二十四式太极拳图 37

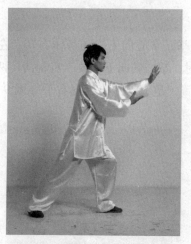

图 9 - 7 - 5　二十四式太极拳图 38

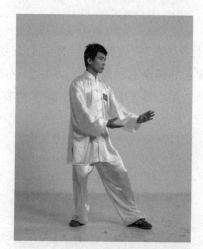

图 9 - 7 - 6　二十四式太极拳图 39

4. 左臂平屈于胸前，手心向后，身体重心移至右腿。身体微左转，右臂屈肘折回，右手附于左手腕内侧（图 9 - 7 - 7、9 - 7 - 8）。

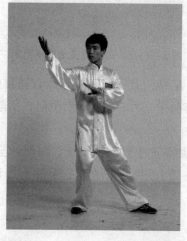

图 9 - 7 - 7　二十四式太极拳图 40

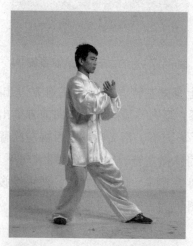

图 9 - 7 - 8　二十四式太极拳图 41

5. 上身继续向左转，双手同时向前慢慢挤出，左手心向后，右手心向前，左前臂保持半圆。身体重心逐渐迁移变左弓步，目视左腕部（图9-7-9）。

6. 左手翻掌，掌心向下。右手经左腕上方向前，向右伸出，高于左手平，两手左右分开，宽与肩同（图9-7-10）。

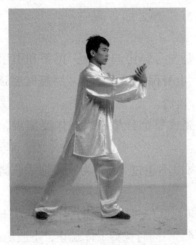 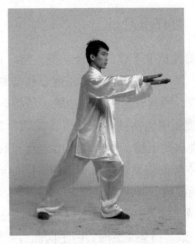

图9-7-9　二十四式太极拳图42　　　　图9-7-10　二十四式太极拳图43

7. 右腿屈膝，上身后坐，重心移至右腿上，左足尖翘起。两手屈肘回收至腹前，手心均向前下方，目平视（图9-7-11）。

8. 身体重心慢慢前移，两手向前，向上按出，掌心向前。左腿前弓呈左弓步，目视前方（图9-7-12）。

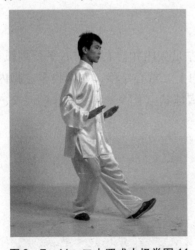 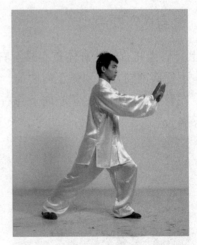

图9-7-11　二十四式太极拳图44　　　　图9-7-12　二十四式太极拳图45

二、调息操作要点

采用自然呼吸法，呼吸平稳，不改变呼吸频率，不可憋气。逐渐将呼吸锻炼至深匀自然。

三、调心操作要点

练拳时思想安静集中，静心宁神，初期用意念引导动作，逐渐锻炼至动作与意念有机结合，一气呵成。

四、操作强度

1. 要注意上下肢的配合。掤、挤、按时，要与弓腿协调一致；捋手和引手要与屈腿后坐一致。前弓和后坐时，重心移动要充分，上身保持松正舒展。弓腿时要顶头、沉肩、竖脊、展背；坐腿时要松腰、敛臀、屈膝、落胯。

2. 揽雀尾包括掤、捋、挤、按四个分势。完成每个分势后，肢体要膨展，劲力要贯注，动作要沉稳，体会动作由虚到实的变化。

3. 本势的步型是顺弓步，两脚间的横向距离以不超过 10cm 为宜。抱手收脚后，应逐渐做到提收，脚尖不点地。

4. 做"掤势"时，转体分手和屈膝弓腿要同时到位。"捋势"时，两臂后捋与腰部旋转协调一致。捋势完成时，两手向侧后方约斜向 45°。同时保持上体端正，下肢稳固。"后坐引手"时，左脚尖翘起，左腿膝部不要挺直，上体勿挺腹后仰。两手保持与肩同宽，收至胸前，手心斜向下，两肘微向外开。弓步前按时，两手要沿弧线向上、向前推按。

第八节　右揽雀尾

一、调身操作要点

1. 上身后坐并右转，身体重心移至右腿，左足尖内扣。右手向右平行划弧至右侧，然后由右下经腹前向左上划弧至右肋前，掌心向上。重心左移，右脚收至左脚内侧，足尖点地，左臂平屈胸前，左掌心向下与右手呈抱球状（图 9 - 8 - 1、9 - 8 - 2、9 - 8 - 3、9 - 8 - 4）。

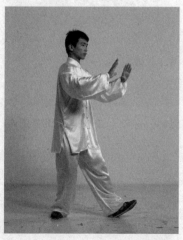

图 9 - 8 - 1　二十四式太极拳图 46

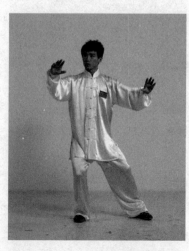

图 9 - 8 - 2　二十四式太极拳图 47

2. 右脚向右前方探出，足跟轻轻落地，身体重心移至右腿，随身体右转，右前臂掤出。余同左揽雀尾，唯左右相反（图9-8-5、9-8-6、9-8-7、9-8-8）。

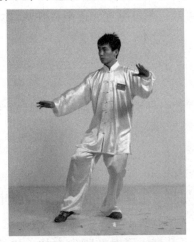

图9-8-3　二十四式太极拳图48

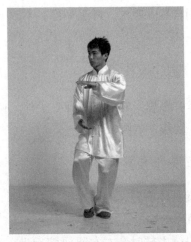

图9-8-4　二十四式太极拳图49

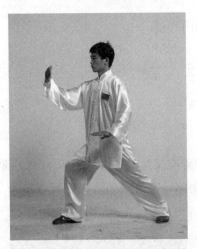

图9-8-5　二十四式太极拳图50

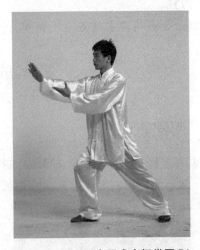

图9-8-6　二十四式太极拳图51

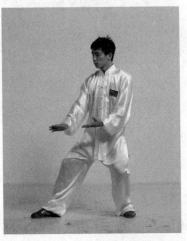

图9-8-7　二十四式太极拳图52

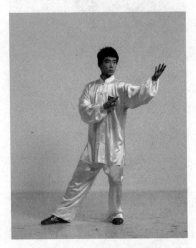

图9-8-8　二十四式太极拳图53

二、调息操作要点

采用自然呼吸法，呼吸平稳，不改变呼吸频率，不可憋气。逐渐将呼吸锻炼至深匀自然。

三、调心操作要点

练拳时思想安静集中，静心宁神，初期用意念引导动作，逐渐将动作与意念合二为一，整个动作一气呵成。

四、操作强度

1. 随身体右转，右手水平向右划弧，两手分开不超过 120°角，此时左手不要随之向右摆动。

2. 身体右转时，左右腿屈膝后坐，重心不可升高。同时左脚尖内扣，扣的角度以大于 90°为宜。

3. 其余要点与"左揽雀尾"相同，只是方向相反。

第九节　单　鞭

一、调身操作要点

1. 重心左移，上体左转，右脚尖内扣。两臂交叉运转，左手经头前向左划弧至身体左侧，掌心向外。右手经腹前向左划弧至左肋前，掌心转向后上，目视左手（图 9 -9 - 1、9 - 9 - 2）。

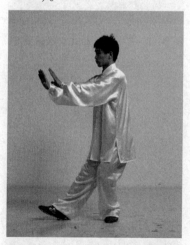 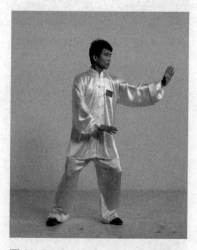

图 9 - 9 - 1　二十四式太极拳图 54　　图 9 - 9 - 2　二十四式太极拳图 55

2. 上体右转，重心右移，右腿屈膝。左脚收至右脚内侧，脚尖点地。右手向上向右划弧，掌心向内，经头前至身体右前方变成勾手，勾尖向下，腕高与肩平，左手由下、向右划弧，经腹前至右肩前，掌心向内（图9-9-3、9-9-4）。

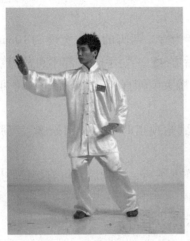

图9-9-3 二十四式太极拳图56

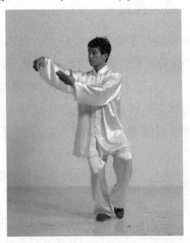

图9-9-4 二十四式太极拳图57

3. 上体稍左转，左脚向左前方迈出一步，足跟落地。左手经面前向左划弧，掌心向内，眼随左手（图9-9-5）。

4. 重心左移，同时左手转腕、立掌，掌心向右，左掌右勾，呈左弓步单鞭定势（图9-9-6）。

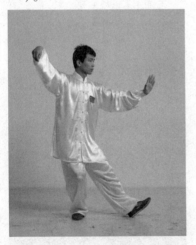

图9-9-5 二十四式太极拳图58

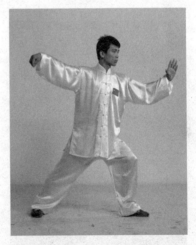

图9-9-6 二十四式太极拳图59

二、调息操作要点

采用自然呼吸法，呼吸平稳，不改变呼吸频率，不可憋气。逐渐将呼吸锻炼至深匀自然。

三、调心操作要点

练拳时思想安静集中，静心宁神，初期用意念引导动作，逐渐将动作与意念有机结合，一气呵成。

四、操作强度

1. 单鞭的弓步应斜向左前方，以不超过 30° 为宜。两脚的左右宽度约 10cm。前臂、前腿的方向应一致。勾手时右臂伸举方向为斜后方 45°。勾手时腕部不可故意绕转。形成"腕花"，五指不可先后不一，要同时捏拢；腕关节伸直，勾尖向后下，不可向后。

2. 身体左右转动时，重心移动要充分。

3. 推掌时随着上体左转，左腿前弓，推出到达顶点时，要做到松腰、沉胯、气沉丹田。

4. 定势时，不可挺胸塌腰或身体前俯。动作熟练后，收脚后，可直接提收肘尖。

第十节　云　手

一、调身操作要点

1. 重心后移，上体右转，左脚尖内扣，右腿弯曲。左手由下向右划弧，经腹前至右肩前，掌心向内。右勾手松开变掌，掌心向外，眼看右手（图 9 - 10 - 1、9 - 10 - 2）。

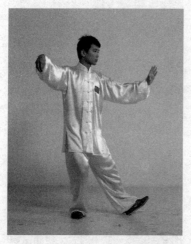 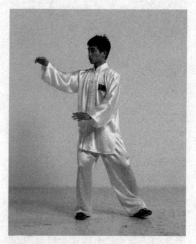

图 9 - 10 - 1　二十四式太极拳图 60　　　图 9 - 10 - 2　二十四式太极拳图 61

2. 上体左转，重心左移，右脚向左脚并拢，前脚掌先着地，随之全脚踏实。两腿屈膝半蹲，两脚平行，脚尖向前（图 9 - 10 - 3、9 - 10 - 4）。

3. 左手经头前向左划弧，并云转，掌心渐渐翻转向外。右手向下经腹前向左划弧，并云转，掌心渐渐翻转向内，左掌停于身体左侧，高与肩平。右手停于左肩前，视线随左手转移（图 9 - 10 - 5）。

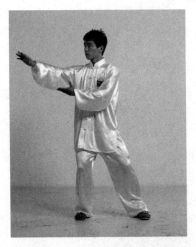

图 9 -10 -3 二十四式太极拳图 62

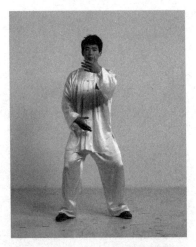

图 9 -10 -4 二十四式太极拳图 63

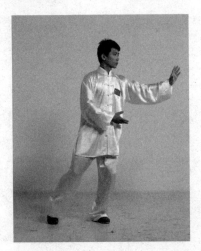

图 9 -10 -5 二十四式太极拳图 64

4. 上体右转，重心右移，左脚向左横开一步，前脚掌先着地，随之全脚踏实，脚尖向前。右手经头前向右划弧，并云转，掌心逐渐翻转向外。左手向下经腹前向右划弧，并云转，掌心逐渐翻转向内。右掌停于身体右侧，高与肩平，左掌停于右肩前，视线随右手转移（图 9 -10 -6、9 -10 -7、9 -10 -8）。

5. 上体左转，重心左移，右脚向左脚并拢，前脚掌先着地，随之全脚踏实。两腿屈膝半蹲，两脚平行，脚尖向前。左手经头前向左划弧，并云转，掌心渐渐翻转向外；右手向下经腹前同时向左划弧，并云转，掌心渐渐翻转向内。左掌停于身体左侧，高与肩平，右掌停于左肩前，视线随左手转移（图 9 -10 -9、9 -10 -10、9 -10 -11）。

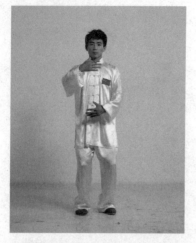

图9-10-6　二十四式太极拳图65

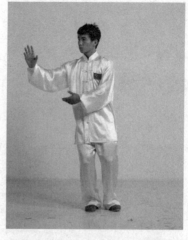

图9-10-7　二十四式太极拳图66

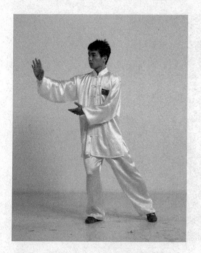

图9-10-8　二十四式太极拳图67

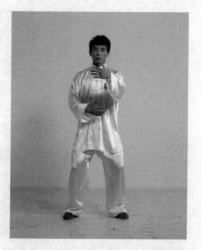

图9-10-9　二十四式太极拳图68

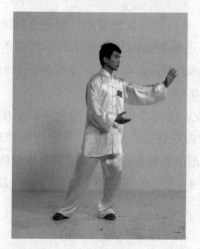

图9-10-10　二十四式太极拳图69

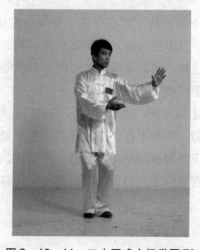

图9-10-11　二十四式太极拳图70

6. 上体右转，重心右移，左脚向左横开一步，脚掌先着地，随之全脚踏实。右手经头前向右划弧，并云转，掌心渐渐翻转向外；左手向下经腹前同时向右划弧，并云转，掌心渐渐翻转向内。右掌停于身体右侧，高与肩平，左掌停于右肩前，视线随右手转移（图9－10－12、9－10－13、9－10－14）。

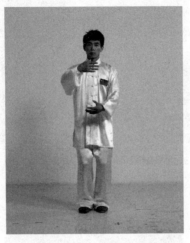

图9－10－12　二十四式太极拳图71

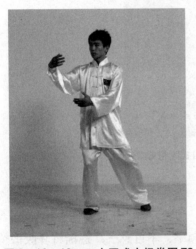

图9－10－13　二十四式太极拳图72

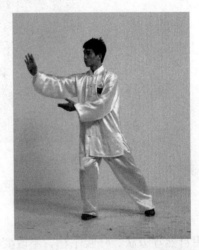

图9－10－14　二十四式太极拳图73

7. 上体左转，重心左移，右脚向左脚并拢，前脚掌先着地，随之全脚踏实，两腿屈膝半蹲，两脚平行，脚尖向前。左手经头前向左划弧，并云转，掌心渐渐翻转向外；右手向下经腹前同时向左划弧，并云转，掌心渐渐翻转向内。左掌停于身体左侧，高与肩平，右掌停于左肩前，视线随左手转移（图9－10－15、9－10－16、9－10－17）。

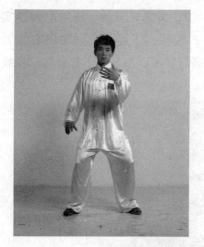 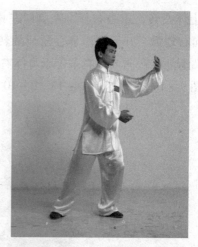

图 9 - 10 - 15　二十四式太极拳图 74　　图 9 - 10 - 16　二十四式太极拳图 75

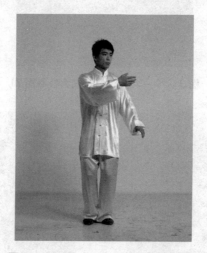

图 9 - 10 - 17　二十四式太极拳图 76

二、调息操作要点

采用自然呼吸法，呼吸平稳，不改变呼吸频率，不可憋气。逐渐将呼吸锻炼至深匀自然。

三、调心操作要点

练拳时思想安静集中，静心宁神，初期用意念引导动作，逐渐将动作与意念有机结合，整个动作一气呵成。

四、操作强度

1. 本势以腰为轴，转腰带手，身与手合。两手的左右摆动不是孤立的，要与重心的移动、腰的旋转和侧行步法协调完成。两臂的旋转和脚步的移动要轻柔渐进，恰到好处。

2. 本势的步型为小开步，小开步的要求是两脚平行向前，相距 10～20cm。

3. 云手的步法是侧行步，要掌握"点起点落""轻起轻落"的步法规律。在侧行中两脚由点及面，提落踏实，轮换支撑体重，重心移动要区分，两腿虚实要分明。左脚轻灵地提起向左分开，右脚轻灵地向左脚并拢，步幅要适度。侧行步的步幅是以一腿屈膝支撑体重，另一腿自然伸直横向迈出一步。

4. 移步时上体不可俯仰歪斜或摆晃，身体不可起伏。重心应平稳、均匀地运动的同一高度。

5. 云手的操作是两手交错向左或向右划成立圆，同时伴随旋臂翻掌，手臂经过面前划圆时应半屈成弧，距头不要过近，向下划圆时要微屈肘，臂自然伸直。

第十一节　单　鞭

一、调身操作要点

1. 上体右转，重心移向右腿，左脚跟落地。右手经头前向右划弧，至右前方翻掌变勾手。左手经腹前向右划弧运转至右肩前，掌心向内，眼看勾手（图 9 - 11 - 1、9 - 11 - 2、9 - 11 - 3）。

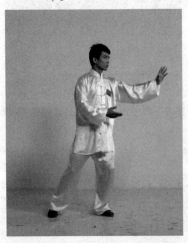 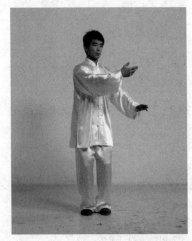

图 9 - 11 - 1　二十四式太极拳图 77　　　　图 9 - 11 - 2　二十四式太极拳图 78

2. 左脚向左前方上步，脚跟落地。随上体左转，左手经面前向左划弧，掌心向内。重心前移，左脚踏实，呈左弓步（图 9 - 11 - 4、9 - 11 - 5）。

3. 左手经面前翻转向前推出，腕与肩平，左肘与左膝上下相对，眼看左手（图 9 - 11 - 6）。

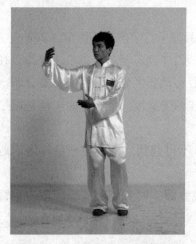

图9-11-3　二十四式太极拳图79

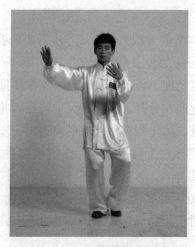

图9-11-4　二十四式太极拳图80

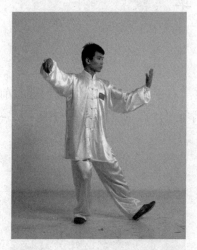

图9-11-5　二十四式太极拳图81

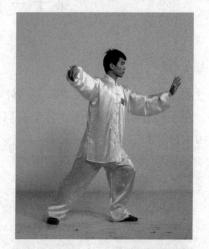

图9-11-6　二十四式太极拳图82

二、调息操作要点

采用自然呼吸法，呼吸平稳，不改变呼吸频率，不可憋气。逐渐将呼吸锻炼至深匀自然。

三、调心操作要点

练拳时思想安静集中，静心宁神，初期用意念引导动作，逐渐将动作与意念有机结合，整个动作一气呵成。

四、操作强度

动作要连贯流畅，上体保持正直，两肩松沉，不用蛮力。

第十二节 高探马

一、调身操作要点

1. 后脚向前收拢半步，脚前掌着地，距前脚约一脚长，眼看左手。上体稍向右转，重心后移，右脚踏实，右腿屈坐，左脚跟提起。右勾手松开，两手翻转向上，两臂前后平举，肘关节微屈（图9-12-1、9-12-2）。

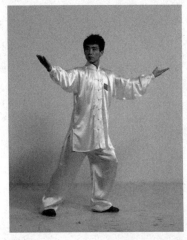 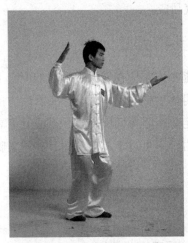

图9-12-1 二十四式太极拳图83　　　图9-12-2 二十四式太极拳图84

2. 上体左转，右肩前送，右手经头侧，再向前推出，腕与肩齐，手心向前，左臂屈收。左手收至腹前，掌心向上，眼看右手（图9-12-3）。

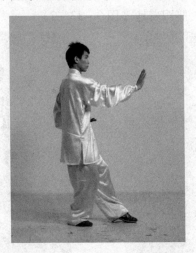

图9-12-3 二十四式太极拳图85

二、调息操作要点

采用自然呼吸法，呼吸平稳，不改变呼吸频率，不可憋气。逐渐将呼吸锻炼至深匀自然。

三、调心操作要点

练拳时思想安静集中，静心宁神，初期用意念引导动作，逐渐将动作与意念有机结合，一气呵成。

四、操作强度

1. 虚步推掌应在转腰、顺肩的配合下完成，整体动作协调一致。
2. 身体后坐时不可过分转头看后方的右手。
3. 定势时不可两腿伸直、重心升高。
4. 右臂不可过于靠近身体，夹肋紧腋。

第十三节　右蹬脚

一、调身操作要点

1. 左脚提收至右踝内侧，左手经右手背上向右前方穿出，两手交叉，左掌心斜向上，右掌心斜向下，眼看左手（图 9 - 13 - 1）。
2. 左脚向左前方迈出，脚跟着地（图 9 - 13 - 2）。

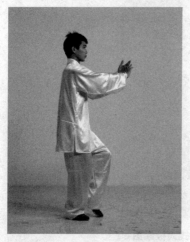 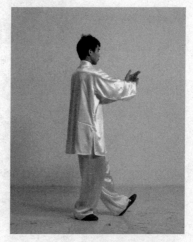

图 9 - 13 - 1　二十四式太极拳图 86　　　　图 9 - 13 - 2　二十四式太极拳图 87

3. 两手合举于头前，掌心向外，眼看左手。重心前移，左脚踏实（图 9 - 13 - 3、9 - 13 - 4）。

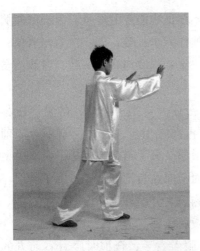 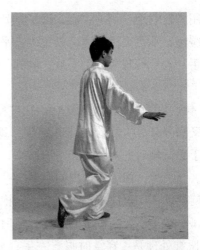

图 9 –13 –3 二十四式太极拳图 88　　　图 9 –13 –4 二十四式太极拳图 89

4. 左腿支撑，右腿提膝，两手同时向左右分开，两臂外撑，右脚足跟用力慢慢向右前上方蹬出，脚尖内勾。左腿微屈，右腿伸直（图 9 –13 –5、9 –13 –6）。

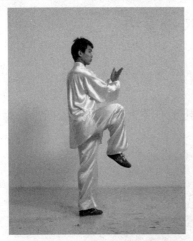 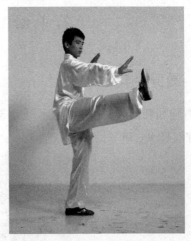

图 9 –13 –5 二十四式太极拳图 90　　　图 9 –13 –6 二十四式太极拳图 91

二、调息操作要点

采用自然呼吸法，呼吸平稳，不改变呼吸频率，不可憋气。逐渐将呼吸锻炼至深匀自然。

三、调心操作要点

练拳时思想安静集中，静心宁神，初期用意念引导动作，逐渐将动作与意念有机结合，一气呵成。

四、操作强度

1. 蹬脚的动作要求具有较高的腿部力量和支撑平衡能力。收脚时要稳定重心，初学者利用脚趾点地，调整重心，逐步做到收脚不落地也能控制好重心。提膝蹬脚的动作要匀速缓慢，不可突然加速，以免失去平衡。抓住六个一致，即：穿掌与收脚一致；上步与翻手一致；弓腿与分手一致，收脚与抱手一致；提膝与举抱一致；蹬脚与分手撑臂一致。

2. 本势手臂的动作较为复杂。在"穿掌—分手—合抱—撑开"的整个过程中双手两次交叉和分开。应随着转体时穿掌，微向右再向左上步，左手经右手背向前上方伸穿。两手手背相对，两腕交叉与肩同高，两肘微屈。分手与合抱，是一个完整的两臂回环过程。分手时，两手一边内旋翻掌，一边经面前向左右划弧分开，两手随之不停顿地一边外旋翻掌，一边向下经腹前交叉合抱举于胸前。分手外撑动作，两手右前、左后地分开划弧，举手不要超过头的高度，两肘保持微屈。

3. 眼神处理是：穿掌时眼看左手；分手时眼看右手；合抱时眼看右前方的蹬脚方向；撑开时眼看右手。

4. 定势时，顶头立腰，蹬脚高于水平，重心保持稳定。

第十四节　双峰贯耳

一、调身操作要点

1. 右腿屈膝回收，脚尖自然下垂。双手平托于右膝上方，掌心皆向上，指尖向前，眼看前方（图9-14-1）。

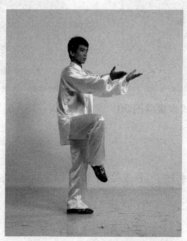

图9-14-1　二十四式太极拳图92

2. 右腿向右前方落步，脚跟落地，两手收至两腰侧，掌心向上（图9-14-2、9-14-3）。

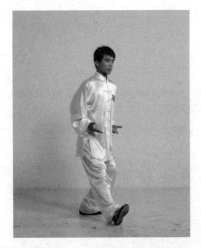
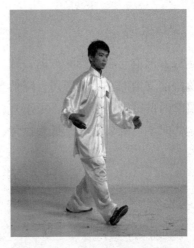

图9-14-2 二十四式太极拳图93   图9-14-3 二十四式太极拳图94

3. 重心移至右腿，呈右弓步。两手握拳从两侧向上、向前划弧，摆至头前。两臂半屈成弧，两拳相距同头宽，前臂内旋，拳眼斜向下，目视前方（图9-14-4）。

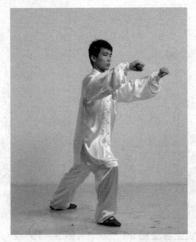

图9-14-4 二十四式太极拳图95

二、调息操作要点

采用自然呼吸法，呼吸平稳，不改变呼吸频率，不可憋气。逐渐将呼吸锻炼至深匀自然。

三、调心操作要点

练拳时思想安静集中，静心宁神，初期用意念引导动作，逐渐锻炼至动作与意念有机结合，一气呵成。

四、操作强度

1. 定势方向应与右蹬脚的方向一致。
2. 落脚前支撑的左腿先屈蹲，降低重心。
3. 贯拳时两臂保持弧形，不可平直，拳眼相对。
4. 定势时不可耸肩缩脖、低头拱背、俯身凸臀。

第十五节　转身左蹬脚

一、调身操作要点

1. 重心后移至左腿，上体左转，右脚尖内扣。两拳松开变掌，左手经头前向左划弧，两臂微屈平展于身体两侧，掌心向外，眼看左手（图9－15－1、9－15－2）。

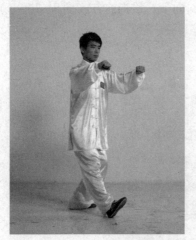 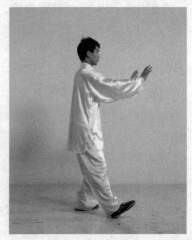

图9－15－1　二十四式太极拳图96　　　图9－15－2　二十四式太极拳图97

2. 重心右移，右腿屈膝后坐。左脚收至右腿内侧，脚尖点地。两手向下划弧于腹前交叉，举至胸前。左手在外，两手心皆向内，眼看前方（图9－15－3、9－15－4）。

3. 右腿支撑，左腿屈膝高提，左脚脚尖上勾（图9－15－5）。

4. 两臂旋转，掌心转向外，左右划弧分开，左脚跟用力向左前上方慢慢蹬出，脚尖内勾，与左臂上下相对，眼看左手（图9－15－6）。

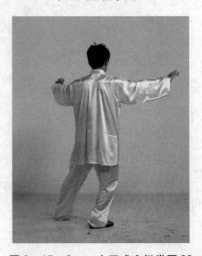

图9－15－3　二十四式太极拳图98

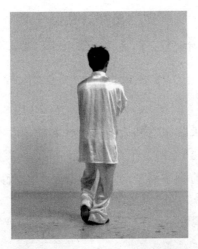

图 9 – 15 – 4 二十四式太极拳图 99

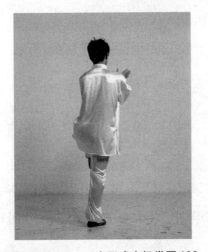

图 9 – 15 – 5 二十四式太极拳图 100

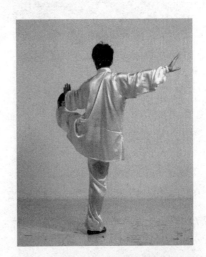

图 9 – 15 – 6 二十四式太极拳图 101

二、调息操作要点

采用自然呼吸法，呼吸平稳，不改变呼吸频率，不可憋气。逐渐将呼吸锻炼至深匀自然。

三、调心操作要点

练拳时思想安静集中，静心宁神，初期用意念引导动作，逐渐锻炼至动作与意念有机结合，一气呵成。

四、操作强度

1. 转体分手时，右脚尽量向内扣，两侧划弧分开。
2. 转身时身体保持正直，不可低头弯腰。

第十六节 左下势独立

一、调身操作要点

1. 左腿屈收，左脚下垂收于右腿内侧。上体右转，右手变成勾手。左掌立掌于右肩前，眼看右勾手（图9-16-1）。

2. 右腿屈膝半蹲，左前脚掌沿地面向左侧铲出，全脚踏实，左腿伸直。左手落于右肋侧，上体左转成左仆步（图9-16-2）。

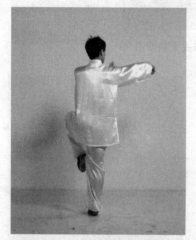

图9-16-1　二十四式太极拳图102

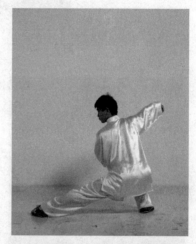

图9-16-2　二十四式太极拳图103

3. 左手经腹前沿左腿内侧向左穿出，掌心向外，指尖向左，眼看左手（图9-16-3）。

4. 重心移向左腿，左脚尖调正，左腿屈，右腿自然蹬伸。重心恢复至弓步高度（图9-16-4）。

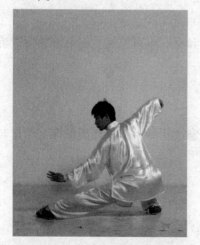

图9-16-3　二十四式太极拳图104

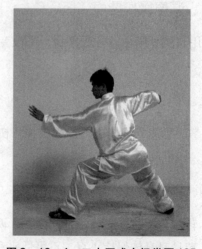

图9-16-4　二十四式太极拳图105

5. 左手继续前穿并向上挑起，右勾手内旋，背于身后，勾尖朝上，眼看左手（图 9 – 16 – 5）。

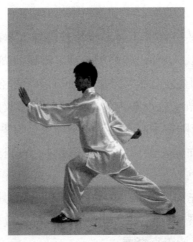

图 9 – 16 – 5　二十四式太极拳图 106

6. 重心前移，上体左转，右腿屈膝上提，脚尖自然下垂，左腿微屈独立支撑。右勾手变掌，经体侧向前挑起，右臂屈曲指尖向上，右肘与右膝上下相合。左手下按于左胯旁（图 9 – 16 – 6、9 – 16 – 7）。

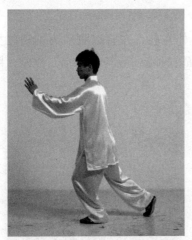

图 9 – 16 – 6　二十四式太极拳图 107

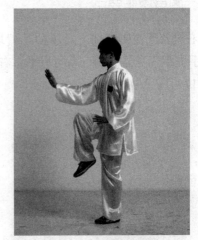

图 9 – 16 – 7　二十四式太极拳图 108

二、调息操作要点

采用自然呼吸法，呼吸平稳，不改变呼吸频率，不可憋气。逐渐将呼吸锻炼至深匀自然。

三、调心操作要点

练拳时思想安静集中，静心宁神，初期用意念引导动作，逐渐锻炼至动作与意念有机结合，一气呵成。

四、操作强度

1. 重心升降和移动要平稳连贯。为了使仆步转独立步时身体平稳过渡，仆步的两脚前后应保持一脚长的距离，以仆出腿的脚尖和下蹲腿的脚跟置于中轴线上为宜。重心由仆步转向前弓腿时，两脚要注意尽量外撇和内扣，以便轻松完成提腿独立。

2. 仆步前先把左脚收靠在右小腿内侧。初学时可以收脚点地，稳定重心，逐渐过渡到脚不着地。此时视线应随左手右移，转看右勾手。勾手的方向是侧后方约45°。

3. 左脚仆出时应沿地面向左伸出，仆步完成时，右腿全蹲，左腿伸直，两脚全脚掌踏实地面。

4. 向左穿掌时，左臂先向后伸，上体微向前倾，以助其势。

5. 定势时，右臂要舒展撑圆，左手向下沉按，左臂微屈。独立腿微屈站稳，前提腿的大腿高于水平，上体保持正直舒展。

第十七节　右下势独立

一、调身操作要点

1. 右脚落于左脚右前方，脚前掌着地，上体左转，左脚以脚掌为轴随之拧转。左手变勾手提举于身体左侧，高与肩平。右手经面前划弧，摆至左肩前，立掌，眼看左手（图9-17-1、9-17-2）。

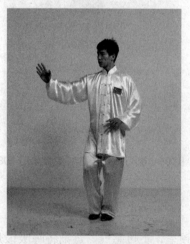 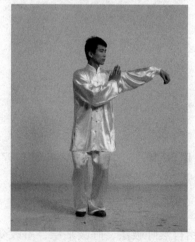

图9-17-1　二十四式太极拳图109　　　图9-17-2　二十四式太极拳图110

2. 右脚提收于左小腿内侧，以脚前掌落地沿地面向右铲出，右腿伸直，脚掌落实。左腿屈膝全蹲，上体右转成右仆步，右手落至左肩内侧，眼看勾手（图9-17-3）。

3. 右手经眼前沿右腿内侧向右穿出，掌心向外、指尖向右，眼看右手（图9-

17-4）。

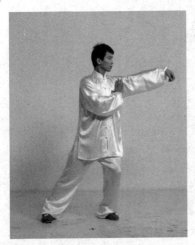 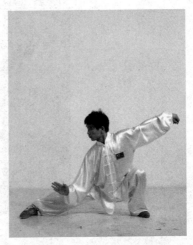

图9-17-3 二十四式太极拳图111　　　图9-17-4 二十四式太极拳图112

4. 重心移向右腿，右脚尖调正，右腿屈膝前弓。左腿自然蹬直。身体恢复至弓步高度（图9-17-5）。

5. 右手继续前穿并向右挑起。左勾手内旋，背于身后。勾尖向上，眼看右手。重心前移，上体右转（图9-17-6）。

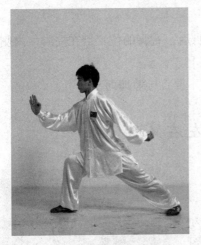 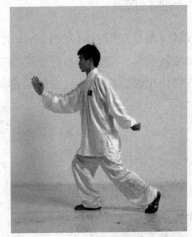

图9-17-5 二十四式太极拳图113　　　图9-17-6 二十四式太极拳图114

6. 左腿屈膝上提，脚尖向下。右腿微屈独立支撑，成右独立步。左手由勾变换为掌，前臂屈曲上挑，掌尖向上，左肘与左膝上下相对，右手下落按于右胯旁（图9-17-7）。

二、调息操作要点

采用自然呼吸法，呼吸平稳，不改变呼吸频率，不可憋气。逐渐将呼吸锻炼至深匀自然。

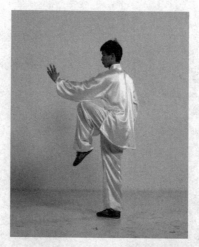

图 9 - 17 - 7　二十四式太极拳图 115

三、调心操作要点

练拳时思想安静集中，静心宁神，初期用意念引导动作，逐渐锻炼至动作与意念有机结合，一气呵成。

四、操作强度

1. 右脚应落在左脚右前方约 20cm 处，转身后，右脚的位置恰在左脚弓内侧。
2. 向左转身时，身体重心应始终落在左腿上。
3. 右腿仆出时，应先提起右脚后再伸出，不要直接擦地而出。

第十八节　左右穿梭

一、调身操作要点

1. 左脚向左前方落步，脚跟着地，脚尖外撇，上体左转。左掌心翻转向下，眼看左手（图9 - 18 - 1）。

2. 两手在左肋前上下相抱，左手心向下，右手翻转向上，眼看左手（图 9 - 18 - 2）。

3. 右脚跟步贴于左脚旁，随即向右前方上步，脚跟着地。右手由下向前上方划弧。左手由上向后下方划弧，眼看右手（图 9 - 18 - 3、9 - 18 - 4）。

4. 上体继续右转，重心前移，右脚踏实屈

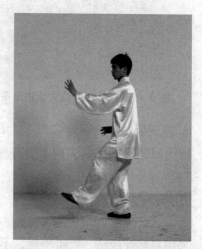

图 9 - 18 - 1　二十四式太极拳图 116

膝前弓，成右弓步。右手翻转上举，架于右额角前上方，掌心斜向上。左手推至体前，高与鼻平，眼看左手（图9-18-5）。

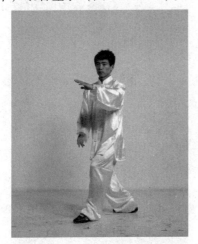

图9-18-2 二十四式太极拳图117

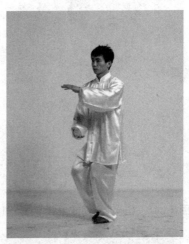

图9-18-3 二十四式太极拳图118

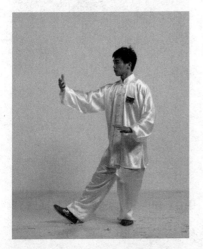

图9-18-4 二十四式太极拳图119

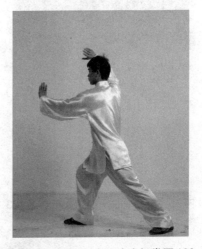

图9-18-5 二十四式太极拳图120

5. 重心稍后移，右脚尖外撇，上体右转，右手下落于头前，左手划弧落至腹前，两手在右肋前上下相抱，眼看右手（图9-18-6、9-18-7）。

6. 左脚跟步至右脚内侧，随即向左前方上步，脚跟着地。上体左转，左手出掌、向前上方划弧。右手由上向后下方划弧，眼看左手（图9-18-8、9-18-9）。

7. 重心前移，左脚踏实，成左弓步。上体左转，左手翻转上举，架于左额角前上方。右手推至体前，高与鼻平，眼看右手（图9-18-10）。

二、调息操作要点

采用自然呼吸法，呼吸平稳，不改变呼吸频率，不可憋气。逐渐将呼吸锻炼至深匀自然。

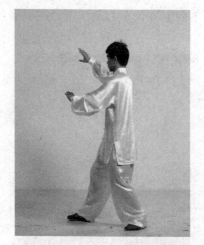

图 9 - 18 - 6　二十四式太极拳图 121

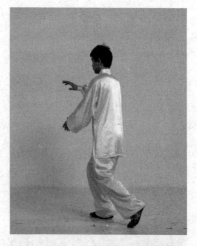

图 9 - 18 - 7　二十四式太极拳图 122

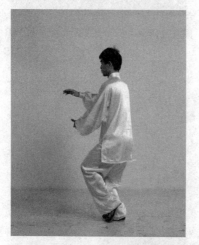

图 9 - 18 - 8　二十四式太极拳图 123

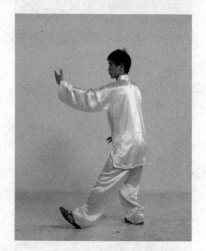

图 9 - 18 - 9　二十四式太极拳图 124

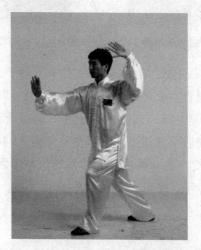

图 9 - 18 - 10　二十四式太极拳图 125

三、调心操作要点

练拳时思想安静集中，静心宁神，初期用意念引导动作，逐渐锻炼至动作与意念有机结合，一气呵成。

四、操作强度

1. 左右穿梭均呈拗步推掌势，弓步方向和推掌方向一致，与中轴线约成30°斜角。两脚的横向宽度保持30cm左右，两脚不可过窄，以利重心稳定，上体松正。

2. 本势的操作是一手上架，一手前推。上架手翻掌举于额前上方，力点在前臂；前推手先收到肋前或腰间蓄劲，而后随转腰顺肩，再向前推出。

第十九节　海底针

一、调身操作要点

1. 上体稍右转，右脚跟步，脚前掌落地，距前脚约一脚长，重心后移，右腿屈坐，左脚跟提起。左手屈臂在体前平举，右手划弧回落于右胯旁，掌心向下（图9-19-1、9-19-2）。

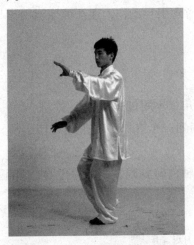 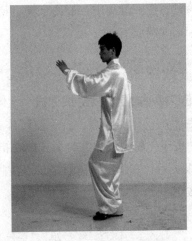

图9-19-1　二十四式太极拳图126　　　图9-19-2　二十四式太极拳图127

2. 左手在前，向右划弧下落至腹前，掌心向下。右手经体侧屈臂提至耳旁，掌心向左，指尖向前。左脚稍前移，脚前掌着地成左虚步（图9-19-3）。

3. 上体左转，向前俯身，同时右手从耳侧向前下方斜插，掌心向左，指尖斜向下。左手经左膝前，划弧搂过，按至大腿外侧，眼看右手（图9-19-4）。

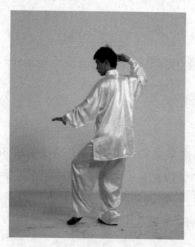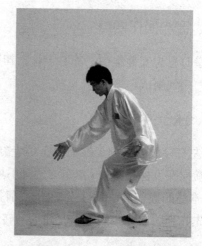

图 9 - 19 - 3　二十四式太极拳图 128　　　图 9 - 19 - 4　二十四式太极拳图 129

二、调息操作要点

采用自然呼吸法，呼吸平稳，不改变呼吸频率，不可憋气。逐渐将呼吸锻炼至深匀自然。

三、调心操作要点

练拳时思想安静集中，静心宁神，初期用意念引导动作，逐渐锻炼至动作与意念有机结合，一气呵成。

四、操作强度

1. 虚步插手时上体要舒展伸拔。上体前倾角度不超过45°。

2. 两手的动作路线是：右手随转体在体侧划一个立圆，左手随转体下落，经体前划平弧，按于左胯旁，插掌时力点放在指尖。

3. 跟步后，右脚随转体后坐，以前脚掌为轴内转脚跟。定势时虚步前脚正向前方，右脚外撇约45°。

第二十节　闪通臂

一、调身操作要点

1. 上体恢复正直，右腿屈膝支撑，左脚回收，以脚尖点地落至右脚内侧。右手上提至身前，指尖朝前，掌心向左（图9 - 20 - 1）。

2. 左手屈臂收举，指尖贴近右腕内侧，眼看前方（图9 - 20 - 2）。

3. 左脚向前上步，脚跟着地。重心前转成左弓步，两手内旋分开，左手推至体前，与鼻尖对齐。右手撑于头侧上方，掌心斜向上，眼看左手（图9-20-3）。

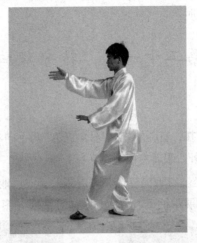

图9-20-1　二十四式太极拳图130

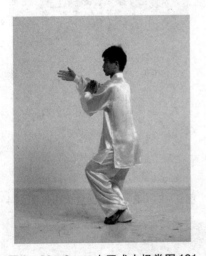

图9-20-2　二十四式太极拳图131

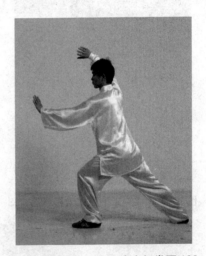

图9-20-3　二十四式太极拳图132

二、调息操作要点

采用自然呼吸法，呼吸平稳，不改变呼吸频率，不可憋气。逐渐将呼吸锻炼至深匀自然。

三、调心操作要点

练拳时思想安静集中，静心宁神，初期用意念引导动作，逐渐锻炼至动作与意念有机结合，一气呵成。

四、操作强度

1. 上下肢的配合协调一致，同时到位，不可脚快手慢，上下动作不合拍。

2. 两脚左右不宜过宽，弓步与推掌方向皆为正前方。

3. 架掌时不可耸肩抬肘。

第二十一节　转身搬拦捶

一、调身操作要点

1. 重心后移，左脚尖内扣，右腿屈坐，身体右转。两手向右侧摆动，右手摆至身体右侧。左手摆至头侧，两掌心均向外，眼看右手（图9-21-1、9-21-2、9-21-3）。

2. 重心左移，左腿屈坐。右脚提收至左脚内侧，脚尖点地，右手握拳向下、向左划弧收于左肋前，拳心向下。左手展掌护于右肩前，眼向右平视（图9-21-4、9-21-5）。

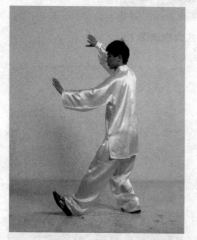

图9-21-1　二十四式太极拳图133

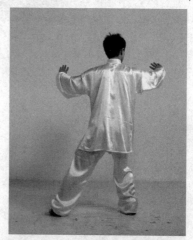

图9-21-2　二十四式太极拳图134

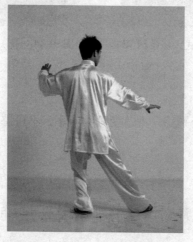

图9-21-3　二十四式太极拳图135

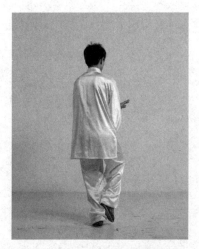

图 9-21-4 二十四式太极拳图 136

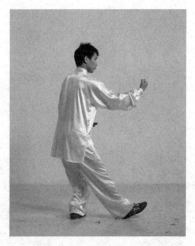

图 9-21-5 二十四式太极拳图 137

3. 右脚向右前迈出，脚跟着地、脚尖外撇。右拳经胸前向前翻打搬压，肘部微屈，拳心向上，高与胸平（图 9-21-6）。

4. 重心前移，随之左脚跟步，脚尖点于右脚踝内侧，左手经体侧向前划弧拦挡，高与肩平。右手顺势收于右胯旁（图 9-21-7）。

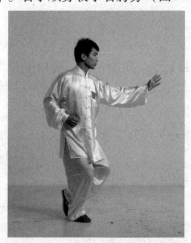

图 9-21-6 二十四式太极拳图 138

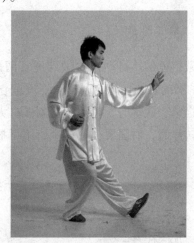

图 9-21-7 二十四式太极拳图 139

5. 上左步，重心前移，右拳上提，自胸前打出，肘微屈，拳眼向上；左掌眼附于右前臂内侧。左腿屈弓，右腿自然蹬直，成左弓步（图 9-21-8、9-21-9）。

二、调息操作要点

采用自然呼吸法，呼吸平稳，不改变呼吸频率，不可憋气。逐渐将呼吸锻炼至深匀自然。

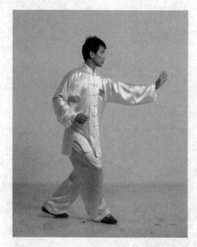
图 9 – 21 – 8　二十四式太极拳图 140

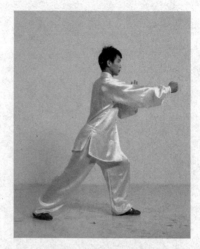
图 9 – 21 – 9　二十四式太极拳图 141

三、调心操作要点

练拳时思想安静集中，静心宁神，初期用意念引导动作，逐渐锻炼至动作与意念有机结合，一气呵成。

四、操作强度

1. 搬拦捶的转身动作要做到虚实清楚。转换轻灵。重心平稳。转换中要注意重心的移动。脚的扣转、腿的屈伸切不可重心起伏，上体摇摆。

2. 拦掌、收拳时，两臂不可划弧过大。

3. 转身时，右腿要微屈如坐，不可挺髋，重心不可升高及上体歪斜。

第二十二节　如封似闭

一、调身操作要点

1. 左手翻转向上，从右前臂下向前穿出。右拳变掌也翻转向上，两手交叉伸举于体前，眼看前方（图 9 – 22 – 1、9 – 22 – 2）。

2. 重心后移，右腿屈坐，左脚尖翘起。两臂微屈收回，两手边分边内旋后引，分至与肩同宽，收至胸前，下引至腹，掌心斜向下，眼看前方（图 9 – 22 – 3）。

3. 重心前移，左腿屈弓，右腿自然蹬直，成左弓步。两手经腹前向上、向前推出，与肩同宽，腕与肩平，掌心向前，五指向上，眼看前方（图 9 – 22 – 4）。

二、调息操作要点

采用自然呼吸法，呼吸平稳，不改变呼吸频率，不可憋气。逐渐将呼吸锻炼至深匀自然。

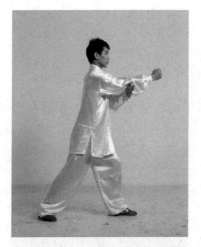

图9-22-1 二十四式太极拳图142

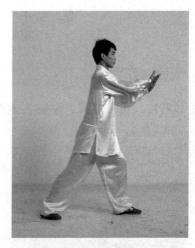

图9-22-2 二十四式太极拳图143

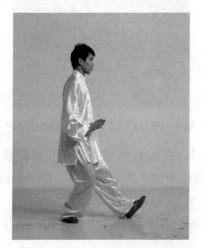

图9-22-3 二十四式太极拳图144

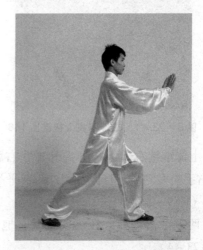

图9-22-4 二十四式太极拳图145

三、调心操作要点

练拳时思想安静集中，静心宁神，初期用意念引导动作，逐渐锻炼至动作与意念有机结合，一气呵成。

四、操作强度

1. 后坐引手时两手要屈肘旋臂后引，可前臂上卷，两肘夹肋。

2. 按掌时两掌要平行向前，沿弧线向前推出。

第二十三节 十字手

一、调身操作要点

1. 上体右转，重心右移，左脚尖内扣，右手向右分摆至头前，眼看右手（图9 - 23 - 1、9 - 23 - 2）。

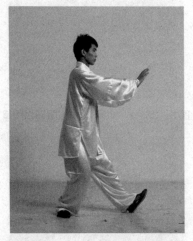 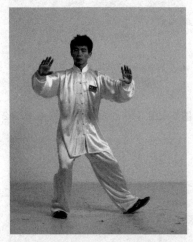

图9 - 23 - 1 二十四式太极拳图146　　图9 - 23 - 2 二十四式太极拳图147

2. 上体继续右转，右脚尖外撇，右腿屈弓，左腿自然伸直，成右横挡步（侧弓步）。右手向右划弧至身体右侧，两臂平举于身体两侧，掌心皆向外，指尖斜向上，眼看右手（图9 - 23 - 3）。

3. 两手下落划弧，在腹前交叉，抱于胸前，右手在外，掌心向内，眼平视前方（图9 - 23 - 4）。

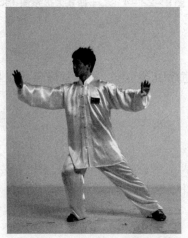 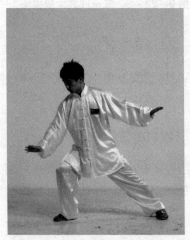

图9 - 23 - 3 二十四式太极拳图148　　图9 - 23 - 4 二十四式太极拳图149

4. 重心左移，右脚轻轻向左收回半步，随之全脚踏实，上体转正，两腿慢慢直立，双脚与肩同宽。两手交叉合抱于体前，两臂圆撑，两腕交搭，成斜"十"字形，高与肩平，眼平视前方（图9-23-5）。

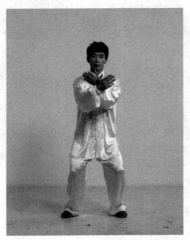

图9-23-5　二十四式太极拳图150

二、调息操作要点

采用自然呼吸法，呼吸平稳，不改变呼吸频率，不可憋气。逐渐将呼吸锻炼至深匀自然。

三、调心操作要点

练拳时思想安静集中，静心宁神，初期用意念引导动作，逐渐锻炼至动作与意念有机结合，一气呵成。

四、操作强度

1. 此势的手、腰转动和重心移动幅度比较大，同时配合两脚的扣转、外撇和收并。整个动作要保持平稳连贯，一气完成，中途不要断劲。

2. 收脚合抱时，上体保持端正，不可低头弯腰。

3. 两臂要撑圆，不可抱得过紧。

第二十四节　收　势

一、调身操作要点

1. 两臂内旋，两手翻转左右分开，与肩同宽，眼下视前方（图9-24-1）。

2. 两臂徐徐下垂，两手落于大腿外侧，与肩同宽，眼平视前方（图9-24-2）。

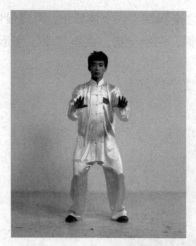

图9-24-1　二十四式太极拳图151

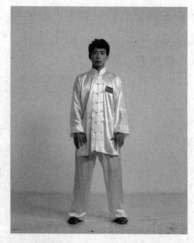

图9-24-2　二十四式太极拳图152

3. 左脚轻轻提起与右脚并拢，脚前掌先着地，随之全脚踏实，恢复成预备姿势，眼看前方（图9-24-3）。

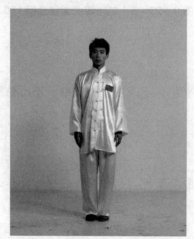

图9-24-3　二十四式太极拳图153

二、调息操作要点

采用自然呼吸法，呼吸平稳，不改变呼吸频率，不可憋气。逐渐将呼吸锻炼至深匀自然。

三、调心操作要点

训练时思想安静集中，静心宁神，初期用意念引导动作，逐渐锻炼至动作与意念有机结合，一气呵成。

四、操作强度

1. 翻掌分手时，两手应边分边翻转。

2. 并步还原时，左脚注意"点起点落"，轻松沉稳。

第二十五节　三调合一

　　练习太极拳首先从调身入手，要把每个拳式的动作按规范要求做正确。太极拳是活的雕塑、流动的音符、优美的山水画、高雅的抒情诗。因此，在练习过程中要连绵不断，上下相随，内外相和。动作不可速度忽快忽慢、转换过猛过急、重心偏倚不稳。要做到连贯圆活，饱满自然流畅，像流水似行云。

　　太极拳是一种腹式深呼吸的运动，但对初学者来说一般宜采用自然呼吸。不必强求呼吸与动作的配合，按照自己练拳习惯，该呼则呼，该吸则吸。动作与呼吸互不牵制约束。等到套路动作达到纯熟，肢体顺遂，相连不断，轻灵圆活，劲力顺达时可以根据个人锻炼的体会和需要，再有意识地去引导，按照"起吸落呼""合吸开呼""起吸开呼"和"合吸开呼"的拳势使动作与呼吸自然地配合起来，从而达到深、长、细、缓、匀、柔的腹式深呼吸的要求。

　　对于初学者来说，练习太极拳要做到"心静"和"意松"。"心静"是指要思想集中，排除一切杂念，不要胡思乱想，专心致志地投入到练拳的过程中，每招每势都应在意识的引导下完成。"意松"是指在精神意识上的放松，只有意识上的放松才能使肌体得到放松。待套路动作达到纯熟、肢体顺遂、相连不断、轻灵圆活、劲力顺达的程度，便可做到身动、心静、气敛、神舒的三调合一的境界。